SEXO INTELIGENTE

Marty Klein

Sexo inteligente

La inteligencia sexual, clave para volver a disfrutar con el cuerpo, la mente y el corazón

U R A N O
Argentina - Chile - Colombia - España
Estados Unidos - México - Perú - Uruguay - Venezuela

Título original: *Sexual Intelligence. What we really want from sex and how to get it*
Editor original: HarperOne. An Imprint of HarperCollins*Publishers*
Traducción: Alicia Sánchez Millet

1.ª edición Noviembre 2012

Las experiencias individuales que se narran en este libro son verídicas. No obstante, se han modificado los nombres y los detalles a fin de preservar la identidad de los implicados.

ISBN: 978-84-7953-831-6
E-ISBN: 978-84-9944-364-5
Depósito legal: B-25779-2012

Fotocomposición: Montserrat Gómez Lao
Impreso por: Rodesa, S. A. – Polígono Industrial San Miguel – Parcelas E7-E8
31132 Villatuerta (Navarra)

Impreso en España – *Printed in Spain*

Índice

Agradecimientos

Conversaciones interminables y pensar sobre el sexo: esto puede parecer la vida ideal, y quizá lo sea. Pero también es un trabajo duro. Comprender uno de los temas más tormentosos y seductores de la totalidad de la experiencia humana es bastante difícil. Intentar expresar esa comprensión en ideas reconocibles y comunicar esas ideas de formas nuevas, convincentes y que sirvan de ayuda es frustrante, muchas veces abrumador y un trabajo muy duro. Puede ser la vida ideal, pero no idealicemos el trabajo.

Afortunadamente, no tengo que hacerlo solo. Cuento con colaboradores generosos para esas interminables conversaciones, profesionales inteligentes y con experiencia que reflexionan con gusto sobre mis últimos pensamientos. Este libro ha surgido de docenas y docenas y docenas de conversaciones creativas que hemos mantenido bien entrada la noche o al amanecer, de muchos «¿y si...?». Y por ello doy las gracias a mis compañeros de pensamiento: Vena Blanchard, Doug Braun-Henry, Larry Hedges, Dagmar Herzog, Paul Joannides y Charles Moser.

Y aunque no hablamos muy a menudo, siempre aprendo algo cuando hablo de los puntos de coincidencia entre la cultura y la sexualidad con mis amigos y amigas Ellyn Bader, Mickey Diamond, Bill Fisher, Melissa Fritchle, Meg Kaplan, Dick Krueger, Janet Lever, Deb Levine, Peter Pearson, Pepper Schwartz, Bill Taverner y Carol Tavris. Megan Andelloux hizo comentarios útiles en uno de los primeros borradores.

Susan Boyd me ha ayudado generosamente a comprender la importancia de mi trabajo en el nuevo mundo de los medios sociales. Ver mi trabajo a través de sus perspicaces y mundanos ojos me ha enseñado mucho.

Veronica Randall ha vuelto a dar forma a mi pensamiento, y por consiguiente a mi escritura. En las primeras fases de este libro consiguió hacerme ver lo que no iba a funcionar. Como siempre, lo hizo con la delicadeza con la que tratarías a un cordero asustado.

Michael Castleman es un amigo y colega especial (y un gran escritor). Sé que no lo hace intencionadamente, pero siempre me pide que aclare lo que quiero decir y por qué. La constancia de su afecto y respeto, sean cuales sean mis respuestas, hace que sus preguntas tengan más fuerza. Ha hecho más por tranquilizarme en el mundo de la escritura de los borradores digitales que ninguna otra persona.

Doug Kirby y Jack Morin son grandes amigos y con mucho talento. Su confianza en mi habilidad me ha ayudado a superar más de un bache de preguntarme cuál era exactamente la finalidad de escribir otro libro. Durante décadas hemos investigado juntos la sexualidad y la vida. Gracias a ello, soy mejor sexólogo y mejor persona.

Eric Brandt llevó el libro a HarperOne. Durante el tiempo que trabajamos juntos, siempre fue afectuoso y muy valioso para mí.

Aprecio mucho a mi editora Cindy DiTiberio. Con su entusiasmo y perspicacia, consiguió algo que intentan todos los editores y que pocos consiguen: hizo que este libro fuera mejor.

Si llevara sombrero, me lo sacaría graciosamente ante mi agente, Will Lippincott. Will es un anticuado caballero con una sensibilidad muy moderna. Se desenvuelve elegantemente en mi nombre por la industria más arcana del mundo con una comprensión única tanto de ella como de mí. Somos una extraña pareja, y generosa y graciosamente consigue que funcione para ambos.

¿Y mi esposa? ¿Mi paciente, perspicaz, culta y adorable esposa? ¡Ay! No quiero empezar porque eso me significaría otro libro. Lo único que puedo decir es que si la conocieras me envidiarías.

Introducción

No es de extrañar que la mayoría de las personas no lo consigan

¿Verdadero o falso?
(Las respuestas aparecen en la página 17)

- Ahora puedes comprar vibradores, esposas, consoladores y bolas anales en Amazon.com.
- El 86 por ciento de los estadounidenses adultos dicen que se masturban.
- Aunque a millones de hombres les recetan Viagra, Cialis o Levitra cada año, el número de hombres que vuelve para que le hagan otra receta es muy bajo.
- No es más probable que hayan sufrido abusos los sadomasoquistas de cualquier tipo que las personas que no lo son.
- Muchos hombres de todas las edades no eyaculan cada vez que tienen relaciones sexuales, y muchas mujeres se consideran unas fracasadas cuando esto sucede.
- En 2010, sólo el 20 por ciento de una muestra de alumnos universitarios dijo que el sexo oral era «sexo».
- En Estados Unidos se gastó más dinero el año pasado en pornografía que en entradas para todos los partidos profesionales de béisbol, fútbol, baloncesto y hockey juntos.
- El año pasado más de un millón de estadounidenses fueron a clubes de intercambio de parejas.

- La mitad de los libros en edición rústica que se venden en Estados Unidos son novelas románticas. El año pasado la mitad de los adultos leyó al menos una novela romántica. El lector medio de novela romántica lee un promedio de cincuenta al año.
- La mayoría de los programas de educación sexual en Estados Unidos tienen prohibido utilizar las palabras *clítoris* o *placer*.

El sexo no es sólo una actividad, es una idea.

Nuestras ideas sobre el sexo son tan complicadas que hacemos que la actividad sea complicada. Mi intención es ayudarte a conseguir que tus ideas y tu actividad sexual sean *menos* complicadas. En mis treinta y tantos años como sexólogo y consejero matrimonial, esto casi siempre hace que el sexo sea más fácil y más placentero. En muchos casos, incluso hasta más frecuente.

Cuando somos jóvenes, el deseo sexual está provocado por las hormonas, la lujuria, el apetito sexual, la novedad y el impulso de ponernos a prueba. La mayoría vamos muuuuuuuy cachondos. Anhelamos la más profunda —y primitiva— fusión con el objeto de nuestra lujuria. ¡Si bastara con que nos descubriéramos el torso para que él o ella se lanzara sobre nosotros!

Nos han dicho que, al final, el deseo no dependerá de las hormonas, sino del amor. Planificamos que algún día llegaremos a sentir: «Eres maravillosa(o) y perfecta(o) para mí, te deseo».

Y al final, la mayoría nos enamoramos. Idealizamos a nuestra pareja. Y normalmente ésta nos pone calientes.

En la evolución de la relación, ambas personas acaban conociéndose. Se asienta la rutina. Si queremos novedad, hemos de crearla: un fin de semana en el campo, muebles nuevos, fantasías nuevas. Y dejamos de idealizar a nuestra pareja. Cuando eso sucede, el amor ya no es una garantía para desencadenar el deseo, puesto que el resto de la vida interfiere.

La frecuencia de las relaciones sexuales disminuye. O se instaura más rutina. O ambas cosas.

Cuando estamos al inicio de una relación y el sexo es exótico y placentero, el precio de iniciar cada acto sexual es bajo. No estamos nerviosos por temor a escuchar un «no», y, en general, tampoco nos ponemos nerviosos pensando en un «sí». Pero cuando el sexo se vuelve menos frecuente, nos sentimos cada vez más incómodos. Iniciar un acto sexual es más complejo, más largo y está más cargado de ansiedad.

Los inconvenientes de tener relaciones empiezan a pesar más que lo que percibimos como ventajas de no tenerlas. Si una pareja se lleva bien, cuenta con otras formas seguras de disfrutar juntos: un paseo, cocinar juntos, ver la televisión, hacer la siesta, fotografiar a sus hijos, jugar al Scrabble. Cuando una pareja tiene limitaciones en su tiempo libre para estar juntos y sabe que pueden pasárselo bien haciendo otras cosas, elegir tener una relación sexual que puede implicar sentir inseguridad, decepción, crítica y distanciamiento emocional resulta simplemente irracional.

Por lo tanto, las parejas que se gustan mutuamente hacen lo más obvio: tienen menos relaciones sexuales y hacen otras cosas con las que les es más fácil disfrutar.

Si tu pareja y tú queréis que el sexo siga formando parte de vuestra vida después de los primeros años, no podéis confiar en sentir la necesidad hormonal, no podéis confiar en que el enamoramiento os seguirá desbordando, ni tampoco podéis confiar en sentir que no hay nada mejor que hacer. Ambos tenéis que hacer algo que es básicamente irracional: proponer algo que es menos placentero y más costoso emocionalmente que casi cualquier otra actividad de ocio que podáis realizar.

¿Y qué pasa con la relación sexual que vas a tener cuando por fin la consigas?

Todos aprendemos sobre el sexo cuando tenemos un cuerpo joven. A eso de los treinta, casi nadie tiene ese cuerpo. ¿Y a los cuarenta? Puedes estar estupendo. Puedes tener mucho estilo, ese algo especial que todavía llama la atención. Pero ya no tienes el cuerpo que tenías cuando aprendías sobre el sexo. El cuerpo que tienes ahora se comporta de otra manera, ¿no es cierto?

Si utilizas tu visión del sexo de joven adulto con tu cuerpo maduro, vas a tener problemas. Y tus emociones se rebelarán: si el sexo significa, por ejemplo, eyacular al instante, que tu miembro se ponga duro como una piedra, follar como un loco y tener orgasmos simultáneos, tendrás miedo de fracasar, y ésa es otra razón para no iniciar la relación sexual, o no responder cuando lo hace tu pareja.

Por otra parte, si tienes una visión diferente del sexo que esté más en línea con tu situación actual —un cuerpo con algunos defectos, una pareja no tan joven, limitaciones de tiempo y espacio, heridas emocionales—, estarás más dispuesto a tener relaciones, puesto que tus posibilidades de tener una relación satisfactoria serán mucho mayores. Eso implica que tendrás que cambiar unas cuantas ideas sobre lo que significa el deseo y la excitación, sobre la «función» y la «disfunción» sexual.

De hecho, has de cambiar tu forma de pensar sobre el sexo.

Por supuesto, cambiar tu visión sobre el sexo puede resultar incómodo —«Si todavía fuera joven, no necesitaría cambiar mi visión», o «Si todavía funcionara bien en la cama, no tendría que cambiar mi visión»—, y por lo tanto has de reconciliarte con esta necesidad. Si lo haces, *y* cambias tu visión, *y* estás dispuesto a obligarte a participar, *y* tus expectativas son diferentes, *y* tienes sentido del humor y un poco de humildad, puedes crear algo agradable.

No es de extrañar que haya tantas personas que no lo consigan.

En este libro conocerás a más de tres docenas de mis pacientes. Son buena gente (bueno, la mayoría), pero consiguen que las relaciones sean difíciles para ellos. Esto sucede porque quieren ser normales, porque quieren ocultarse, porque son sentimentales, porque son jóvenes, por su sentido de la perfección, porque son mujeres, porque intentan desesperadamente estar a la altura.

Entonces, como no podría ser de otro modo, se sienten intimidados/as, están resentidos/as, son pesimistas, están agobiados/as. Y culpabilizan: culpan al sexo, a las mujeres, a la pornografía, a la menopausia, a la economía, a sus pechos pequeños, al «estrés». Me gustan la mayoría de mis pacientes, pero creo que son este tipo de personas las que dan mala fama al sexo.

Mis pacientes quieren que la relación sexual sea «natural» y «espontánea», que «simplemente suceda». Muchos rechazan la idea de esforzarse en crear una relación sexual adulta, así que se refugian en las relaciones de adolescentes: aventuras, novelas románticas, chatear por Internet, pornografía constante, deseo de baja intensidad.

Pero ha llegado el momento de que todos crezcamos y reaprendamos a experimentar nuestra sexualidad. Es la hora de la Inteligencia Sexual. ¿Qué es eso?

Inteligencia Sexual =
Información + Recursos Emocionales + Consciencia Corporal

Aquí tienes un adelanto de esta idea:

- La Inteligencia Sexual es la habilidad de ver la relación sexual en perspectiva, pase lo que pase durante el acto.
- Para conseguir más de las relaciones, hemos de cambiar. Para cambiar, necesitamos una perspectiva diferente. La Inteligencia Sexual es esa perspectiva.
- La Inteligencia Sexual es útil de distintas formas en distintas etapas de la vida: en la década de los veinte, cuando exploramos el mundo sexual; en la de los treinta, cuando nos comprometemos con una pareja y establecemos un ritmo sexual; en la de los cuarenta, cuando toleramos y nos adaptamos al cambio; en la de los cincuenta, cuando nos despedimos del sexo de la juventud; en la de los sesenta y en adelante, cuando creamos un nuevo estilo de sexualidad.

Esto es una buena nueva: ayuda a explicar por qué puede que no hayas sido capaz de mejorar tus relaciones sexuales (porque no has cambiado tu paradigma), y eso debería darte esperanzas al saber que hay algo que no has probado y que puede funcionar.

La perspectiva de la Inteligencia Sexual predice y explica algunas de las características básicas de la sexualidad contemporánea:

- ¿Por qué la Viagra no ayuda a muchas personas, aunque les proporciona erecciones?
- ¿Por qué aprender posturas nuevas no mejora una sexualidad frustrante?
- ¿Por qué los problemas con el deseo son el tema más común que plantean las personas cuando acuden a la terapia sexual?
- ¿Por qué los problemas con el deseo siguen siendo la asignatura pendiente de la terapia sexual?
- ¿Por qué la pornografía en Internet ha aumentado astronómicamente, y por qué hay tantas personas que practican o les gusta el porno *amateur*?
- ¿Por qué se sienten tan mal la mayoría de las personas cuando están insatisfechas sexualmente?

La Inteligencia Sexual nos permite usar la sexualidad para expresarnos tal como somos realmente. Podemos tener relaciones sexuales sin ella, por supuesto, pero no necesariamente reflejará quiénes somos (o quiénes creemos que somos). Cuando no estamos satisfechos sexualmente, suele ser porque no recurrimos a nuestra Inteligencia Sexual. Intentamos arreglar lo que está mal —erecciones, orgasmos, lubricación y un cuerpo que envejece—, pero aunque tengamos éxito con estos apaños, generalmente no hacen que la relación sea más placentera. Es como enseñar a cantar a un cerdo: al final no conseguirás lo que deseas, y probablemente sólo lograrás enojarlo.

La Inteligencia Sexual es lo que te conduce de las relaciones sexuales de adolescente a las de adulto. Es lo que te lleva de la sexualidad inducida por las hormonas a la sexualidad que tú elijes. Es lo que te ayuda a pasar «del sexo tiene que reafirmarme» al «yo reafirmo mi sexualidad». Es lo que te permite adaptar la sexualidad a ti, en vez de que seas tú quien se adapte a tu sexualidad.

Después de treinta años escuchando a personas frustradas sexualmente, desgraciadas, confundidas, resentidas, ansiosas, impulsivas y autocríticas, me he dado cuenta de las similitudes que existen entre todas las sexualidades insatisfactorias. Pero las relaciones sexuales satisfactorias y que respaldan la vida son diferentes. Se manifiestan en infinidad de formas; cada persona y cada pareja realizan una nueva creación. Veamos cuál es *tu* versión, y cómo usar la Inteligencia Sexual para crearla.

Respuestas al test de la página 11
Todas las afirmaciones son correctas.

PRIMERA PARTE

LA VERDAD SOBRE EL SEXO

1

¿Qué dice la gente que quiere del sexo? ¿Qué quiere *realmente?*

Carlton vino a verme con una sencilla pregunta: «¿Por qué no quiero tener relaciones sexuales?»

Sí, un día cualquiera en mi consulta.

Carlton es un ingeniero jubilado, un hombre de rasgos amables de 68 años y sonrisa fácil. Me comentó que tenía una nueva novia, Lina, «aunque "novia" es una curiosa palabra para una mujer de 63 años», dijo riéndose.

Carlton hacía un año que había puesto fin a treinta años de matrimonio, lo que parece terrible. Su esposa Genevieve, frustrada por no haber tenido éxito en su carrera como agente inmobiliaria ni haber tenido hijos, hacía décadas que se había convertido en una persona amargada y fría. Él se había jubilado, primero de ella, y luego de la vida en general. Una semana tras otra, dedicaba todo su tiempo al trabajo y a evitar a Genevieve. Las relaciones sexuales nunca habían sido una parte importante en su matrimonio y pronto dejaron de tenerlas.

Cuando por fin Genevieve se divorció de él asqueada, se quedó solo. Aproximadamente, a los ocho meses conoció a Lina a través de un amigo.

—No me lo podía creer —dijo sonriendo—. Era simpática, amable, alegre, llena de vida.

Fueron a comer unas cuantas veces, hasta que al final pasaron una tarde juntos. Luego se veían cada noche.

—Le encanta besar, dice que yo beso muy bien —me dijo tímidamente, sin mirarme directamente. Nadie le había dicho eso desde los 18 años—. Al poco tiempo estábamos haciendo otras cosas físicas, y al final teníamos actividades sexuales de muchas formas diferentes. Nos pasábamos toda una mañana tonteando. ¡Era estupendo!

Por las tardes salían al mundo exterior: caminar, montar en bicicleta, ver películas antiguas, ir a museos. Redescubrió su afición por la música. Estaba viviendo una época increíble. Ella le ayudaba a elegir ropa nueva con más estilo.

—Mire, llevo una camisa nueva de seda —me dijo sonriendo—. Y se viste para mí, incluso cuando estamos en casa. ¡Fabuloso!

Pero ella quería coito y él no. Ella le preguntó por qué. Él no lo sabía. Así que le sugirió que viniera a verme.

—Entonces, ¿por qué no quiero coito? —me preguntó.

—¿Por qué cree que no quiere coito? —le respondí.

—Bueno, la consejera de Lina dice que probablemente tengo miedo a las relaciones íntimas. Y fui a unas cuantas sesiones con una terapeuta antes de venir a verle; ella dice que no me siento seguro para asumir mi rol masculino en esta relación, especialmente tras haber sido castrado en mi matrimonio.

—¿Eso es lo que usted piensa?

—Mmm..., a mí no me lo parece, pero no lo sé. ¿No quiere todo el mundo practicar el coito? Lina es muy ardiente. Me asegura que me va a encantar. ¿Qué me pasa?

—Bueno —le respondí dándole la vuelta a la sabiduría convencional—, ¿por qué debería usted querer practicar el coito?

—Nunca he pensado en eso. ¿No lo desea todo el mundo?

—No estamos aquí para hablar de los demás, Carlton, sólo para hablar de usted. No está intentando tener hijos, ¿verdad? —Los dos nos reímos—. Entonces, ¿por qué ha de ser especial el coito? ¿Por qué ha de encabezar la lista jerárquica?

—Es una conversación un poco extraña —me comentó, pero estaba intrigado.

—Está disfrutando de la mejor sexualidad de su vida, ¿no es así, Carlton?

—Correcto.

—Se lo están pasando bien, casi cada día besa y toca a una encantadora mujer desnuda que está llena de energía y entusiasmo, ¿verdad?

—Sí.

—Los dos tienen orgasmos y sienten placer, y se miran continuamente. ¿Por qué tienen que cambiar algo?

Se detuvo unos momentos a pensarlo.

—Ella es la que quiere que yo desee realizar el coito. Dice que quiere sentirse deseada y que así es como una mujer sabe que es deseada. ¡Pero es evidente que la deseo! Se lo digo constantemente, y siempre tenemos relaciones, aunque no esté muy animado —me dijo en voz baja.

Carlton no era un «amante perezoso», y le encantaba tener relaciones y la intimidad* con Lina. Pero cuando empezó a fijarse más en su experiencia con ella, se dio cuenta de que se sentía mangoneado.

—Y ella está nerviosa porque yo no quiero follar —me dijo—. Me estoy cansando de tener que tranquilizarla.

Lina no dejaba de decirle que quería que le hiciera el amor como «un hombre».

—Realmente, no me apetece —dijo frunciendo el ceño.

Para mí estaba claro que no se trataba de que tuviera *miedo* de ser «hombre»; sencillamente, no lo encontraba demasiado divertido. A medida que aumentaba la urgencia respecto a este tema, se dio cuenta de que estaba acumulando resentimiento, y eso le asustaba.

—Carlton, usted es como la Bella Durmiente —le dije—. Estos meses con Lina le han despertado, lo que es maravilloso. Al principio, la

---

* *Intimacy*: este concepto de intimidad en inglés abarca varios aspectos: afecto, confianza, proximidad, sentido de pertenencia y las propias relaciones íntimas o sexuales. El autor cuando emplea esta palabra, no siempre se está refiriendo a las relaciones sexuales, sino a los otros aspectos emocionales en su conjunto. Por conveniencia para la traducción utilizo la palabra intimidad, aunque en castellano no tenga esa amplitud de matices. *(N. de la T.)*

acogió como su guía para regresar a la vida. Ahora, usted se está in-
dependizando, y algunos de los conceptos rígidos e inseguridades de
Lina le están haciendo perder el encanto que ella tenía para usted.

—Sí —respondió asintiendo vigorosamente con la cabeza—. Es mi
vida y no tengo por qué hacerlo todo a su manera. ¡De hecho, quiero
quedarme con algunas de mis viejas camisas! —Nos reímos los dos.

»La idea de enfrentarme a ella me pone nervioso —prosiguió—.
Quiero estar con ella, pero no puedo dejar que me diga cómo hacer el
amor. Ni puedo permitir que me fuerce a ser el tipo de hombre que
ella quiere.

De hecho, casi rompen cuando Carlton empezó a pararle los pies
a Lina. Pero tras unas semanas de peleas, se entendieron mucho mejor a sí mismos y el uno al otro.

—Cuando el sexo no esté acompañado de toda esta presión y significado, puede que lo encuentre más interesante —me dijo—. Por el
momento, estamos de acuerdo en que gozar plenamente de actividades sexuales excelentes es mejor que algún tipo de actividad sexual
«tildada» de excelente. Al menos, ella me ha dicho que podemos seguir así durante algún tiempo, y que podemos volver a hablar de este
tema más adelante.

Lo que dice la gente

¿Qué es lo que la mayoría de hombres y mujeres dicen que quieren del
sexo?

Por una parte, unas personas mencionan una amplia gama de cosas:
orgasmo, «intimidad», sentirse deseadas, una gran mamada, muchos besos, un pene duro, azotes suaves en el culo y satisfacer a la pareja, por
citar algunas.

Por otra, casi todas las respuestas se reducen a esto: *la mayor parte de
las personas dice que lo que quiere del sexo es una combinación de placer
y de intimidad.*

Sin embargo, como sexólogo, te puedo decir que eso *no* es en lo que se concentran la mayoría de las personas cuando tienen alguna actividad sexual. Piénsalo, de verdad.

Entonces, ¿en qué se concentran —te concentras— las personas durante las relaciones sexuales?

- En su propio aspecto.
- En su olor.
- En su voz.
- En evitar algún acto no deseado (por ejemplo, que te muerdan el hombro).
- En no hacer caso (o evitar) del dolor.
- En apresurarse a llegar al clímax.
- En intentar no llegar al clímax demasiado pronto.
- En mantener la erección o la lubricación.
- En reprimir las emociones.
- En intentar funcionar «correctamente».
- En intentar indirecta y silenciosamente que tu pareja haga algo (como acariciar el clítoris).

No es de extrañar que si la gente dice que quiere una cosa del sexo y se pasa el acto concentrándose en todo *salvo* en eso, al final se sienta decepcionada.

Pero la gente dice que se concentra en esas otras cosas (como en su aspecto físico o en reprimir sus emociones) *para* que el sexo sea mejor. «No quiero que pierda la erección debido a mi culazo —dicen algunas mujeres—, y, por eso, no suelo dejarle que me folle por detrás.» He oído decir a los hombres cosas como «Tengo miedo de que se aburra cuando me está haciendo el sexo oral, por lo que creo que siempre estoy controlando: "¿Frunce el ceño? ¿Parece que se siente incómoda?"».

En la búsqueda de la satisfacción sexual, muchas personas insisten especialmente en concentrarse en cómo funcionan sus genitales: «He de saber que voy a mantener la erección el tiempo suficiente que necesita mi mujer para quedarse satisfecha» o «Cuando pienso que me cuesta demasiado llegar al clímax, me apresuro, o incluso lo finjo».

Muchas personas no ven esto como una distracción, pero lo es, mucho más que tener los platos sucios o facturas pendientes. *Concentrarse en cómo está funcionando tu pene o tu vulva es una enorme distracción para conseguir el placer y la intimidad.* Aunque muchas personas piensan que ésa es la forma correcta de mejorar el sexo, creo que es justamente lo contrario.

Aparentemente, muchas personas (y muchos terapeutas) no entienden esto. Cuando los pacientes vienen a mi consulta, nunca me dicen: «Por favor, ayúdeme a dejar de concentrarme en mis erecciones, en mis orgasmos, en mi deseo de funcionar correctamente, que es lo que me está impidiendo disfrutar del sexo». No, en todo caso lo que quieren es que los ayude a *mejorar* esas cosas. «Doctor, ¿cómo podemos llegar juntos al clímax?», «Doctor, ¿cómo puedo mantener la erección durante el sexo oral, aunque ella me esté haciendo daño?»

Ayudar a las personas a identificar en qué piensan realmente durante el acto sexual tiene mucha fuerza. Ayudarlas a darse cuenta de que sus pensamientos suelen ser obstáculos para su satisfacción todavía tiene más.

Muchas personas se dedican más a *observarse* durante sus relaciones sexuales que a *experimentar* el sexo, lo cual suele mermar su goce sexual. Generalmente imaginamos, juzgamos con dureza y nos preocupamos por lo que ve, huele, oye y saborea nuestra pareja. Esto nos distrae más que pensar en el trabajo o en la colada. Porque cuando el sexo se convierte en lo que les parece a los demás, no podemos dejar de controlarnos. Siempre estamos tomando decisiones sobre lo auténticos que hemos de ser y hasta qué punto hemos de fingir. (Ésta es una de las razones por las que hombres y mujeres fingen el orgasmo.) La vigilancia constante interrumpe brutalmente nuestros sentimientos eróticos, nuestra expresión y nuestra satisfacción.

Es como intentar disfrutar de una cena llevando un traje blanco nuevo y caro. Aunque consigas no mancharte el traje, el hecho de tener que prestarle atención continuamente te arruina la comida.

Vale, entonces nos concentramos en otras cosas. ¿Por qué?

Tanto si se trata de nuestras grandes barrigas como de nuestro vello púbico cada vez más gris o de nuestros pechos ya no tan levantados (recuerda, los pechos no *cuelgan* cuando nos hacemos mayores, se *relajan*), tanto si nuestra preocupación es mantener la erección mucho después de que nuestra pareja haya tenido suficiente penetración como si nuestro temor es a oler mal cuando nuestra pareja recorre nuestras partes bajas, ¿por qué hemos de centrarnos en ese tipo de cosas mientras mantenemos relaciones sexuales?

Una de las razones es que pensamos que es ahí donde nace o muere nuestro atractivo sexual, y pensamos que la «atracción sexual» es esencial para la satisfacción. Pronto abordaré esta perjudicial (e incorrecta) creencia. Pero otra razón es que, a pesar de todo, hay otras cosas que queremos del sexo además de placer e intimidad.

Para la mayoría de las mujeres y de los hombres, esas necesidades pueden incluir:

- Reafirmarnos en que somos sexualmente deseables.
- Reafirmarnos en que somos sexualmente capaces.
- Confirmar nuestra masculinidad o feminidad.
- Sentirnos normales.
- Alivio por la ansiedad que produce la actuación en la cama.
- Etcétera.

Muchas de nuestras conductas sexuales están diseñadas para atender estas otras necesidades, tanto si lo reconocemos como si no. Como veremos, nuestras estrategias no suelen tener éxito, pero a pesar de todo seguimos usándolas. Y resulta que ejercemos mucha presión sobre el sexo para atender a estas necesidades que no son propiamente sexuales. Dicho de otro modo, la mayoría tenemos necesidades emocionales que intentamos satisfacer a través de la sexualidad, pero las actividades sexuales *no* son la mejor forma de hacerlo.

Para algunas personas, reafirmarse, confirmar y sentirse aliviadas son verdaderas recompensas del sexo. No cabe duda de que el placer y la intimidad son estupendos, pero no se puede comparar a sentirse realizado, sentirse real, sentirse normal y sentir que «soy lo bastante bueno y me puedo relajar un minuto». Y yo me he dado cuenta de que esto es lo que muchas personas intentan satisfacer a través de la sexualidad.

No estoy diciendo que las personas *no* deseen placer o intimidad a través del sexo. La mayoría de las personas esperan una combinación de placer y de intimidad del sexo *después* de haber atendido a sus otras necesidades emocionales.

La gente no necesariamente sabe esto sobre sí misma. Pero si tú te estás debatiendo con estas necesidades emocionales, si tratas de satisfacerlas a través de una sexualidad que se centra en la actuación, y no eres consciente de ello, puede que sientas que el sexo no merece la pena el esfuerzo, o que sentirse solo mientras tienes alguna actividad sexual es normal, o que el acto sexual no es el momento para sentirte que eres tú mismo.

Eso es lo que suelen querer decir mis pacientes cuando dicen cosas como «El sexo no es tan bueno como antes» o «Al sexo le falta algo y no sé muy bien qué».

Intentar conseguir indirectamente confirmación, reafirmación y otros tipos de recompensas psicológicas del sexo —especialmente, si nosotros mismos no aceptamos esas motivaciones o no informamos a nuestra pareja— complica la sexualidad, la vuelve impredecible y supone mucho esfuerzo. Nos lo ponemos todavía más difícil creando definiciones limitadas y rígidas de las satisfacciones que buscamos; si «masculinidad» significa seguir con la erección a pesar del cansancio, por ejemplo, o si «capaz» significa llegar al clímax cada vez, el «éxito» sexual se nos escapará frustrantemente de las manos.

Quizás esto explique por qué no te concentras en el placer y en la intimidad durante el sexo. Porque también estás buscando algo más, tanto si eres consciente de ello como si no. Esto también ayuda a explicar por qué hay tantas personas sexualmente insatisfechas, porque el sexo no les está aportando lo que realmente desean; de hecho, *no puede* aportarles lo que desean a través de la excelencia genital. Y cualquier satisfacción psicológica que consigues accidentalmente no perdura porque es indirecta, no reconocida y pasajera.

Si no hablas con tu pareja de estas otras intenciones, es probable que te sientas solo durante el sexo. Y, por supuesto, es más difícil crear la sexualidad que deseas cuando no implicas directamente a tu pareja.

Si eres una persona que necesita más «comunicación» respecto al sexo, éste es un buen punto de partida: dile a tu pareja que quieres algo más del sexo que sólo orgasmos increíbles (tanto si los tienes realmente como si no). Pero aclara que no le estás pidiendo a tu pareja que te «proporcione» una buena experiencia emocional (eso suena a algo tedioso); dile que ves tu vida sexual como una colaboración, y que te das cuenta de que has de intensificarla un poco.

Mi paciente Craig, por ejemplo, se sentía intimidado por el activo pasado sexual de su nueva novia. Aunque Ellie fue sincera con él al respecto, él siempre pensó que había algo más en su historia. Tampoco ayudaba mucho que todavía no hubiera superado la infidelidad de su primera esposa antes de que se implicara sentimentalmente con otra persona nueva.

Lo que quería oír Craig realmente es que Ellie le dijera que era el mejor amante que había tenido, en parte porque sentía que tenía que competir con todos sus amantes anteriores, y en parte porque temía perderla como había perdido a su primera mujer.

Pero nunca se lo dijo de una forma sencilla y directa. Después de hacer el amor (tres o cuatro veces la mayor parte de las semanas), siempre le preguntaba si le había gustado, si había llegado al orgasmo (¡como si no pudiera verlo ni oírlo por sí mismo!), si estaba satisfecha. No es que ella fuera tímida demostrando su placer, pero conseguir que ella dijera «sí, sí, sí» era su forma de poder sentirse capaz e importante sexualmente. Aunque no lo admitió hasta empezar nuestra terapia, esto era tan importante para él como la intimidad o el placer que sentía haciendo el amor con Ellie.

Pánico escénico

Para muchas personas, el sexo se basa principalmente en triunfar o fracasar: tanto si hieren, decepcionan o enojan intencionadamente, o no, a su pareja, como si parecen inadecuadas o inexpertas, o se ponen en ridículo. Muchas veces la gente se preocupa por que su cuerpo no haga lo que «debería» (como conseguir una erección) o porque haga lo que «no debería» (como mojar la cama). Para millones de hombres y mujeres llegar al «No lo he hecho tan mal» es a lo máximo que aspiran en el sexo.

Como veremos más adelante, una de las cosas maravillosas del sexo es que podemos convertirlo en algo donde los errores sean imposibles, y donde prácticamente nada pueda ir mal, no porque nos hemos vuelto perfectos sexualmente, sino porque hemos redefinido de forma radical el «éxito» sexual.

Entretanto, aquí tienes los sonidos del «pánico escénico» directamente de mis pacientes. Quizás hayas dicho o pensado alguna de las ideas que vienen a continuación (o más de alguna), por temor a no «actuar» como tú o tu pareja esperabais:

- «Ella espera sexo el día de su cumpleaños y yo no puedo garantizarle que estaré de humor.»
- «No puedo competir con Megan Fox o Angelina Jolie.»
- «La semana pasada salimos con una pareja que acababa de enamorarse. Resulta incómodo estar con personas que se atraen tanto mutuamente.»
- «Oprah dice que si no puedes conseguir una erección es culpa tuya o culpa mía.»
- «Mi novia se ha adelgazado y se ha comprado lencería, ¿qué pasará si no me excita lo suficiente?
- «Ha sido un sábado por la noche perfecto, no soportaría echarlo a perder teniendo relaciones y acabando demasiado pronto.»
- «Hace una semana que mi marido no ha tenido relaciones y mañana regresan los niños del campamento de verano.»

• «La película que vimos la semana pasada resultó ser muy excitante, y los dos nos sentíamos incómodos.»

La mayoría de las personas quieren «actuar» bien durante la relación sexual, porque imaginan que es la mejor forma de crear satisfacción (y evitar el «fracaso» y la decepción de su pareja). Pero como hay una gran parte de la «actuación» sexual que está fuera de nuestro control (no podemos tener una erección o lubricación a voluntad), la necesidad de «actuar» conduce a la ansiedad. Irónicamente, la presión de tener que actuar «de manera satisfactoria» durante las relaciones crea y mantiene gran parte de la dificultad sexual y de la frustración que la gente teme, y que al final acaba teniendo. Las personas ansían aliviarse de esta presión, a la vez que se lamentan de que ese alivio es imposible. Por supuesto, pretender aliviarse del pánico escénico intentando hacerlo mejor es justamente la peor forma de hacerlo, pero es evidente que es lo que muchas personas piensan que funcionará. Podemos reírnos de las supersticiones de los atletas de élite: Michael Jordan lleva sus pantalones cortos de Carolina del Norte debajo de su uniforme de los Bulls en todos los partidos, Peyton Manning se lee la portada del programa del estadio para darse ánimos antes del partido. Pero aunque estos rituales sean inofensivos, concentrarse en la actuación sexual no lo es; en realidad, suele empeorar nuestro «rendimiento». ¡Imagina con qué rapidez se quitaría Michael Jordan esos pantalones cortos si supiera que iban a mermar sus lances!

Hoy en día la industria de la autoayuda, la psicología, los expertos en medicina y los talleres de renovación matrimonial —por no mencionar a Victoria's Secret [lencería y cremas]— desconocen esta verdad. Pretenden ayudar a las personas a mejorar sus relaciones sexuales dejando sus falsas suposiciones y rígidas definiciones donde están, simplemente disfrazándolas con mitos derivados de la condición sexual de cada uno y alegres «tú puedes hacerlo». Pero eso, al igual que intentar construir un edificio sobre unos cimientos débiles, es un error, de esos que hacen que el temor al «fracaso» sexual sea una realidad casi inevitable. Ésta es la razón por la que gran parte de los casos que tengo son personas que han «fracasado» con otros terapeutas y programas.

Y luego se culpa a las «mujeres», o a los «hombres», o al «sexo». Ya que estamos en el tema, recordemos también culpar a la pornografía, al estrés, a la menopausia, al «has engordado», y a todo el correo que siempre se está amontonando.

Pretender resolver conflictos emocionales sobre el sexo intentando tener unas relaciones sexuales increíbles es como intentar resolver tus necesidades emocionales a través del deporte, intentando llegar a ser un atleta de élite.

Juan, uno de mis pacientes, de niño era malísimo en los deportes. Pero quería complacer a su padre, jugador de fútbol americano, que trataba con dureza a su hijo físicamente torpe. Como respuesta, Juan, por supuesto, siempre se esforzó demasiado, lo cual hacía que jugar bien fuera aún más difícil, y aunque lo hubiera conseguido, nunca hubiera podido disfrutar haciéndolo. De pequeño, Juan tuvo necesidades emocionales relacionadas con los deportes —sentirse digno del amor de su padre, sentirse conectado con otros compañeros de su edad— que no pudo satisfacer.

En vez de utilizar el deporte para resolver estos temas internos, Juan podía haber utilizado un vehículo diferente (una conversación interesante, compartir una afición, sentir orgullo por una carrera), *sin olvidar que era un niño*. Comprensiblemente, creía que su sufrimiento y su solución se encontraban en el deporte.

De adulto, Juan debería comprender que el deporte que practica durante los fines de semana es sólo para divertirse, pero sigue siendo tremendamente importante para él, y se vuelve loco cuando no lo hace bien. Eso se debe a que el binomio que aprendió en su infancia continúa incrustado en su subconsciente.

¿Le habrías dicho al joven Juan que la respuesta a sus problemas con su padre era ser mejor deportista? Por supuesto que no. Y en cuanto al Juan adulto, ¿le dirías que ha de esforzarse más y ser mejor deportista, o le sugerirías una respuesta más sofisticada psicológicamente?

Ésa es la postura que tienen muchas personas en la sexualidad. Están intentando resolver un problema psicológico, u otro, pretendiendo tener unas relaciones sexuales magníficas. Y sencillamente no les funciona. Sé que la mayoría de las personas piensan que la forma de resolver las necesidades emocionales que trasladan al sexo es a través de una sexualidad increíble. Por desgracia, la mayoría de los psiquiatras mediáticos y profesionales clínicos sí lo creen.

Están equivocados.

Además, ni siquiera puedes tener relaciones sexuales maravillosas si te estás concentrando en otras necesidades emocionales (especialmente, si son inconscientes). Eso es como pretender disfrutar de un concierto o de una obra de teatro cuando piensas que todo el mundo te está mirando, burlándose de lo que llevas puesto. Así, las personas van tras el sexo perfecto, pero no satisfacen ni sus necesidades emocionales *ni* las sexuales. Y entonces se frustran de verdad; con frecuencia también se enfadan y se critican a ellas mismas.

De modo que volvamos a lo que la gente quiere realmente del sexo.

La mayoría de las personas no hablan de esto con precisión, ya sea porque no conocen el vocabulario, o porque se sienten incómodas, dudan o les da miedo usar las palabras. (¿Cuál es *tu* razón?) Si las personas hablaran de lo que quieren del sexo a fondo y con exactitud, utilizarían un lenguaje más experiencial que funcional. Es decir, en lugar de hablar de lo que puede que *hagan* sus cuerpos, hablarían de cómo les gustaría *sentirse*.

¿Y cómo quiere la gente sentirse antes, durante, después y con respecto al sexo? Mi experiencia clínica me indica que la gente quiere sentirse...

- Natural.
- Joven.
- Grácil.
- Apasionada.
- Como si tuviera todo el tiempo del mundo.
- Atractiva.
- Capaz.
- Especial.
- Como si estuviera inventando el sexo.
- Desinhibida.

Todo esto suena fenomenal, ¿no te parece? El reto es crear estas experiencias *a la vez que estás relajado*. De lo contrario, hay un límite respecto a cuánto puedes disfrutar de estos sentimientos. Al fin y al cabo, ¿cómo puedes gozar oyendo que eres atractivo o atractiva cuando temes mojar la cama o perder tu erección?

Cambia tu visión sobre el sexo

Dicho de otro modo, las personas, de adultas, quieren sentirse como se sentían cuando empezaron a ser adultas, o del modo que imaginan que se sentían otros jóvenes adultos. Y, por lo tanto, dicen cosas sobre el sexo como:

- «Quiero espontaneidad.»
- «No quiero comunicarme; sólo quiero hacerlo y que todo funcione perfectamente.»
- «¿Por qué no puede el sexo ser natural? Odio lo complicado que es todo ahora.»
- «Pensar demasiado en el sexo le resta romanticismo y misterio.»
- «Hablar demasiado de sexo hace que éste se vuelva mecánico.»

Al escuchar este tipo de sentimientos, cualquiera pensaría que el erotismo es tan delicado y efímero que desaparece si encendemos alguna luz o lo mencionamos en voz más alta que la de un susurro. Sin embargo, entiendo la ansiedad de las personas, su frustración y resentimiento al respecto. A muchos hombres y mujeres, el sexo les parecía muy fácil cuando eran jóvenes, y ahora les parece mucho más complicado.

La adultez temprana (aproximadamente desde los 18 hasta los 25 años) es el momento en que la mayoría de las personas establecen su identidad sexual, por lo general debatiéndose con preguntas como éstas: ¿Quién soy yo respecto al sexo? ¿Cuál es mi relación con la sexualidad? ¿Cuál será su papel en mi vida? ¿Cómo son la satisfacción y la frustración sexuales? ¿Cuáles son las respuestas razonables a ellas?

Cuando tienes un cuerpo joven y vives como un joven, es el momento en que tomas tus decisiones más importantes sobre el sexo: ¿Qué es estar «cachondo/a» (caliente)? ¿Cómo ven realmente los hombres a las mujeres que les encanta el sexo? ¿Es el control de la natalidad realmente importante? ¿Qué tipo de sexualidad se considera masculina? ¿El sexo oral es realmente una actividad sexual? Responde a unos centenares de preguntas como éstas —recuerda, bajo la perspectiva de un cuerpo y un estilo de vida joven—, y ésa será tu identidad sexual, tu visión de lo que significa para ti ser sexual.

Lógicamente, cuando cambia nuestro cuerpo y nuestro estilo de vida, nuestra visión sobre el sexo también ha de cambiar. Al fin y al cabo, todos solemos cambiar nuestra visión e imagen de nosotros mismos respecto a otras cosas importantes, como el trabajo, la alimentación, la familia y la salud. Pero muchas personas, confundidas por los medios, la industria de la moda, los psicólogos que predican el «envejecer con éxito», y demás, no cambian su visión sexual con el tiempo, y eso conlleva problemas.

A muchos de mis pacientes les resulta difícil reconciliar una visión sobre el sexo que está diez, veinte o treinta años desfasada con un cuerpo y estilo de vida que ya no puede mantenerla cómodamente. En lugar de cuestionarse y modificar esa visión, la mayoría dicen que les pasa algo a ellos o a su pareja, y quieren que yo arregle una o ambas cosas.

No faltan terapeutas (o anuncios en la televisión de medicamentos, cosméticos y alcohol) que confirman que esas personas padecen una «disfunción». Pero perseguir una visión sobre el sexo que está desfasada desde hace quince años (¡y no estar a su altura!) no es una «disfunción». Es un error cultural y psicológico.

Por el contrario, yo les señalo a mis pacientes cuál es su visión sobre el sexo: estereotipos sobre masculinidad o feminidad, mitos sobre el acto sexual o el orgasmo, la suposición de que sentirse solo cuando se realiza el acto sexual es inevitable. Los ayudo a que vean que su visión es obsoleta y los ayudo a que forjen otra nueva. Aquí es donde es útil la Inteligencia Emocional. Trabajamos su dolor, tristeza, rabia o desesperación respecto a desprenderse de sus viejos sueños sexuales, para que al fin puedan crear otros nuevos y más realistas.

Las personas que ya no son jóvenes (la mayoría de los adultos) suelen querer una vida sexual que coincida con la que tenían —o querían tener, o creían que deberían haber tenido— cuando eran jóvenes. Y eso es lo que nos vende una gran parte de la industria de la autoayuda: sexo como cuando eras joven. (Incluso hay un ridículo libro nuevo que se llama *Have Sex Like You Just Met... No Matter How Long You've Been Together* [Haced el amor como si os acabarais de conocer... No importa cuánto tiempo llevéis juntos], escrito por dos autores que no tienen ninguna credencial. Con un título como éste no es de extrañar que el libro se venda mucho. ¿Puede una película de la premiada artista Jennifer Aniston haberse quedado obsoleta?)

Esto no funciona así. No es posible.

No, el sexo no va a ser como cuando eras joven; si por «cuando eras joven» quieres decir energía sin límites, lujuria provocada por la locura hormonal, disponer de todo el tiempo del mundo, impulsividad consentida sin prever las consecuencias y una pareja joven que también enloquece a causa de las hormonas. No, el sexo no va a volver a ser así regularmente.

A menos, claro está, que tengas una serie de parejas nuevas o asumas grandes riesgos que hagan que se dispare tu adrenalina. Pero la mayoría de los adultos no quieren vivir así, ¿verdad?

Pido perdón por dar la noticia de un modo tan directo. Al psicólogo Irvin Yalom, que reta sin dudarlo a los pacientes a que se vean a sí mismos y sus relaciones con toda claridad, una vez le llamaron Verdugo del Amor (que ahora es el título de su famoso libro editado en 1989). A veces algunos de mis pacientes me ponen sobrenombres similares, como Verdugo de la Juventud u Orador Cenizo. La mayoría están agradecidos por oír la verdad, pero a pesar de todo no les gusta escucharla.

Dicho esto, el sexo puede ser muy satisfactorio —placentero, divertido, íntimo— si lo deseas. Pero tendrás que cambiar tus ideas sobre la satisfacción. Tendrás que desear otras cosas, o volver a definir las cosas que sigues deseando.

Por ejemplo, puedes sentirte grácil, joven, hábil, eterno y desinhibido durante el sexo. Lo único que has de hacer es dejar espacio en esta definición de cuerpo imperfecto y «funcionamiento» imperfecto (a diferencia de cuando eras joven). Si te duele la espalda, ve despacio en lugar de embestir a tu pareja y hacerte daño. Si sueles ensuciar la cama, pon una toalla en vez de distraerte pensando en que vas a ensuciar la cama. Si te gusta besar, pide los besos (y dalos), en vez de desearlos. Si te resulta más excitante recibir algunos latigazos que los besos, pídelo.

Si tomas alguna medicación que te seque la boca, pon un vaso de agua en la mesita de noche y bebe mientras haces el amor. Ídem con la lubricación. Si tus pechos se han, mmm..., relajado con el tiempo, afróntalo, de una vez por todas, porque no van a volver a levantarse mágicamente de la noche a la mañana. Deja de darle vueltas a este tema ahora, y tus pechos no volverán a ser un obstáculo para disfrutar del sexo nuevamente.

En la tercera parte hablaremos sobre cómo aplicar una nueva visión sobre el sexo.

Así que resumiendo: la Inteligencia Sexual implica afrontar la sexualidad de una forma directa, en lugar de ocultarla, negarla o culparla. Habla de ello. No malgastes tu energía haciendo ver que tu sexualidad no es como es.

Hace unos años impartí un seminario sobre sexualidad a estudiantes para terapeutas de una importante universidad del Sur. Cuando vi que tenían dificultades en comprender esta idea, utilicé la analogía de tener invitados a cenar en casa. Les dije: «Cuando invitamos a alguien a cenar, un buen anfitrión pregunta: "¿Hay alguna cosa que no puedas comer?"». Un buen invitado responde la verdad, comentando si es alérgico al marisco, a las almendras o a alguna otra cosa. Entonces el anfitrión puede cocinar algo que le guste a su invitado, y ni el invitado ni el anfitrión se sentirán incómodos o defraudados.

Una de las alumnas se burló de mi visión. «Si yo te invito a cenar, no hago preguntas —me dijo—. ¡Cocino lo que quiero y tú te lo comes o no!». Bueno, no quiero generalizar injustamente en lo que respecta al sexo, pero desde luego yo no iría a cenar a casa de esa joven. ¿Y tú?

Un medio, no un fin

Al igual que la mayoría de las personas, probablemente supondrás que para disfrutar del sexo es necesario que tu pene o tu vulva haga las distintas filigranas que hacía (o que se suponía que hacía) cuando eras joven. Pero recuerda, *la función sexual es un medio, no un fin en sí misma.* La gente habla de erecciones, lubricación y orgasmo como si eso fuera la finalidad del sexo. Pero esta visión de la sexualidad es demasiado limitada.

Por supuesto, si una de tus principales metas en el sexo es «no pifiarla demasiado», entiendo por qué tienes esta visión. Si crees que hacerle hacer a tu cuerpo lo que hacía antes (o lo que nunca hizo, pero «debería» haber hecho) es lo que hará que el sexo sea «satisfactorio», entonces, como es lógico, te apegarás a esas habilidades en particular. Pero a diferencia de muchos terapeutas, no apoyo la idea del apego de las personas al funcionamiento que creen que garantiza el éxito en el acto sexual; trato ese apego *como un problema.*

De modo que un aspecto clave de la Inteligencia Sexual es darse cuenta de que tu cuerpo no va a hacer el amor como cuando era más joven. Para algunas personas esto es inaceptable; prefieren ser desgraciadas y seguir aferrándose a la esperanza de recobrar (o crear) su juventud sexual en vez de cambiar internamente y aprender a disfrutar del sexo. A fin de cuentas, la mayoría de las personas prefieren tener y conservar un problema temporalmente que tener y aceptar que es un problema permanente.

Para algunas personas, rechazar esta visión forma parte de su proyecto a mayor escala (por lo general, inconsciente) de negar su envejecimiento o muerte inminente. Esto les puede suceder tanto a personas de 30 años como de 60. Las personas con este proyecto tienen cosas más importantes en qué pensar que en el sexo. Se están enfrentando con el problema existencial más serio que existe.

Me gustan mucho las personas que desean pasión. Tal como veremos a lo largo de este libro, la pasión es posible, pero probablemente será distinta de lo que pensábamos. Cuando los adultos experimentan pasión, no suele ser como respuesta a un sexo increíble o al cuerpo perfecto; suele ser como respuesta a darse permiso a soltarse emocionalmente. Hablaré más sobre el tema a medida que avancemos.

Todavía hay una preocupación más que tienen las personas respecto a relajarse sexualmente y ser auténticas. Es una terrible distracción y las inhibe antes, durante y después del sexo. Puede que lo reconozcas en ti mismo/a: se trata del deseo de ser sexualmente normal y de la sospecha (o ansiedad sin ambages) de que no lo eres. En el capítulo siguiente, veremos la ansiedad por la normalidad con detenimiento.

2

¿Soy normal?

¿Por qué concentrarse en lo que es «normal en el sexo» estropea el sexo?

Una pareja de cuarentañeros, Thomas y Danni —un profesor de instituto y una contable, respectivamente—, tenían muchas de las cosas que desean las parejas. Excepto sexo.

Y ésa es la razón por la que vinieron a verme.

—Nos queremos, pero ninguno de los dos se atreve a dar el primer paso para hacer el amor —dijo él.

—Sí —añadió ella—, y cuando lo hacemos, estamos tensos, nerviosos y es demasiado rápido. No es lo divertido que debería ser.

Bueno, eso explica por qué no empieza ninguno, pensé yo. El amor por sí solo no incitará a las personas a que se vayan a la cama muy a menudo si el sexo las pone nerviosas.

Era evidente que Thomas y Danni disfrutaban del poco tiempo que tenían para estar juntos (ella trabajaba los sábados y dos tardes a la semana, mientras que él tenía el típico horario de lunes a viernes), pero la falta de actividad sexual pesaba sobre sus cabezas como una pesada y lúgubre neblina. Les pregunté cuál era la razón por la que ninguno daba el primer paso, y sus respuestas fueron muy parecidas.

—Estamos tensos —dijo Danni

—Estamos estresados —dijo Thomas.

—Hemos perdido la costumbre —dijo ella.

—Estamos tan ocupados que cuando llega el momento de irse a la cama nos sentimos demasiado cansados —dijo Thomas.

—¿Os dais cuenta de que siempre habláis de «nosotros» y nunca de «yo»? —les pregunté—. Vamos a intentarlo de nuevo. Me gustaría que cada uno me dijera por qué no *da* el primer paso para tener relaciones.

Tras un tenso silencio, lo hicieron.

—Tengo miedo de no conseguir una buena erección —dijo Thomas tímidamente—. Y si la consigo, tengo miedo de acabar demasiado pronto y de que Danni se sienta decepcionada. Y de asustarla si hago demasiado ruido o me dejo llevar demasiado.

Ahora empezábamos a ir a alguna parte.

—¿Danni?

—Sé que le preocupan esas cosas —dijo ella—. Me da pena ver que se preocupa tanto, por eso no le animo a que hagamos el amor. Además, cuando tenemos relaciones y veo cuánto se esfuerza para complacerme, me siento culpable.

—Luego, si Thomas no estuviera preocupado por todo eso, ¿sería más fácil que os decidierais a iniciar las relaciones sexuales?

He aprendido a preguntar sobre la predisposición de las personas para *iniciar* las relaciones, en lugar de su predisposición para *tener* relaciones sexuales, de ese modo obtengo mucha más información.

—Bueno, incluso si no lo estuviera... —Ella también estaba avergonzada—. No siempre llego al orgasmo y tengo miedo de que él se sienta mal por ello, y casi siempre tengo eso en la mente cuando pienso en el sexo. Por lo tanto, si estoy cansada o existe alguna otra razón por la que creo que no voy a llegar el orgasmo, o que me va a llevar mucho tiempo, no empiezo. ¡Él se merece una pareja sexual mejor que yo! —soltó al final.

Había mucho trabajo por hacer con esta pareja. Me alegré por ellos de que su seguro cubriera las sesiones. Parecía que iban a necesitar muchas.

Thomas y Danni me recordaban a la pareja de la historia breve de O. Henry, *El regalo de los Reyes Magos*. La historia describe a una joven pareja que se quiere mucho, que es muy pobre, pero ambos desean comprar un regalo de Navidad para el otro. Ella se corta su preciosa melena y la vende para poder comprarle a su marido una cadena para su preciado reloj de bolsillo; él a su vez vende su querido reloj para poder comprarle a su esposa un juego de caros peines para su inigualable melena. Es obvio que los regalos que se han hecho mutuamente no les sirven para nada, pero su amor se consolida.

Pues bien, Thomas y Danni se alejaban del sexo porque no querían decepcionarse el uno al otro. Y tenían miedo de decepcionar al otro porque daban por hecho que el sexo tenía que ser «normal». Si en vez de aspirar a una sexualidad normal, aspiraran a tener una sexualidad más íntima y que los hiciera sentirse bien, les resultaría más fácil imaginar una sexualidad placentera para ambos, y quizás incluso más regular, a pesar de sus horarios.

Y eso es lo que les dije.

—Si intentáis crear el sexo perfecto, os dará miedo, tanto si lo conseguís como si no —les dije—. Por lo tanto, necesitáis una meta diferente. En vez de intentar crear cierto tipo de sexualidad, ¿por qué no hacéis el amor del modo en que hacéis otras cosas? ¿Cómo os planteáis la forma en que hacéis otras cosas los dos juntos? Por ejemplo, los proyectos en la casa, salir a cenar, ver un vídeo.

No les costó citar y estar de acuerdo en media docena de cosas: cooperación, diversión, respeto, amabilidad, ser capaz, relajación.

—Y a veces pereza —añadió Thomas, y se rieron los dos.

—¡Estupendo! —dije yo—. No todas las parejas son así. Pero como vosotros sí lo sois, ¿por qué no hacéis el amor del mismo modo que hacéis todo lo demás? —Una idea muy sencilla, pero muy poderosa.

Por supuesto tenían objeciones al respecto. ¿Y si se acostaban, intentaban «ser ellos mismos» y no pasaba nada? ¿Y si uno de los dos actuaba de un modo verdaderamente egoísta? ¿Y si uno de los dos quería «algo pervertido»? ¿Y si uno de los dos se quedaba insatisfecho?

Eso sonaba a dos personas defendiendo lo que pronto sería su paradigma obsoleto.

—En primer lugar —dije yo—, ninguno de los dos va a revelar ser una persona tan radicalmente distinta de lo que ya sabéis que sois ahora. No vais a incurrir en un exceso de egoísmo sexual porque ninguno de los dos sois terriblemente egoístas. Y ninguno resultará ser «terriblemente pervertido», porque ninguno de los dos sois de ese tipo de personas extremas. Aunque —les dije con una ligera sonrisa— los dos sois de carácter creativo, y quizás el sexo sea el terreno en el que os habéis estado reprimiendo mutuamente. Y eso puede hacer que el sexo resulte aburrido. —Se miraron con cariño.

»En segundo lugar —proseguí—, por *supuesto* que en el sexo pueden suceder cosas inesperadas cuando se es natural. A veces no querréis hacer lo mismo, a veces uno de los dos querrá ser más enérgico o sentirá más deseo que el otro, y a veces no pasará nada; los dos estaréis perezosos y a la espera de que sea el otro el que haga la mayor parte del trabajo. —Los dos se rieron con complicidad. *Todos* hemos tenido esa experiencia.

»El hecho de que ser uno mismo a veces nos conduzca a algo inesperado en el sexo ayuda a que éste nos resulte interesante, lo cual es muy importante para las relaciones a largo plazo. Y eso significa que el sexo nos pondrá a prueba de vez en cuando, así podrá ser un vehículo de crecimiento personal. Pero puesto que lo estaréis practicando con alguien en quien realmente confiáis, es un medio seguro.

Según parece, los convencí. Y en las semanas siguientes me dijeron que habían hecho más el amor, que estaban relajados y lo disfrutaban más.

—Es como hacer el amor con una buena amiga —dijo Thomas.

—Sí —añadió ella—, es como ir a un lugar divertido y no preocuparse, en vez de que el sexo sea la causa de la preocupación.

Perfecto. Su visión del sexo estaba cambiando, así que se esforzaron menos. Y como los dos se consideraban atractivos mutuamente y se gustaban, estaba seguro de que tendrían más relaciones sexuales. Pero lo más importante es que disfrutarían más.

¿Qué es «normal» en el sexo?

Esto es lo que es «normal»: los adultos suelen tener relaciones cuando están cansados.

Esto influye en la calidad, el contenido y la frecuencia de la experiencia. La mayoría de los adultos se reserva su «tiempo de calidad» para cosas más importantes (educar a los hijos, trabajar horas extras, mantener su salud, manejar las crisis), o para cosas que saben seguro que serán más satisfactorias (ver la televisión, salir, compartir aficiones, entrar en Facebook).

No tener mucha energía es un aspecto del «sexo normal» que *no* desean la mayoría de las personas. Pero muchos adultos parecen estar convencidos de que la mayor parte de las relaciones sexuales tendrán lugar inevitablemente cuando no están en su mejor momento, sin tener en cuenta las consecuencias de este tipo de vida sexual: que puede convertirse en una rutina, a la que no se dedicará mucho tiempo, que perderá su carácter lúdico, y en la que utilizar métodos anticonceptivos o un lubricante puede parecernos demasiado engorroso.

Si pensamos que «normal» es común, usual, y aceptamos «las cosas como son», nos encontraremos con que el «sexo normal» equivale a:

- Que es habitual sentirse incómodo y cohibido.
- Que falta comunicación.
- Que ninguno de los dos se ríe o sonríe demasiado.
- Que uno o los dos está(n) excesivamente preocupado(s) por su conducta sexual.
- Que uno o ambos no está(n) seguro(s) de lo que desea su pareja.
- Que uno o los dos tolera(n) lo que no le(s) gusta con la esperanza de que terminará pronto.
- Que la masturbación se mantiene en secreto.
- Que hay dificultades para utilizar los métodos anticonceptivos sin sentirse incómodo/a o entrar en conflicto.
- Que el deseo necesita un entorno perfecto.
- Que el acto sexual a veces resulta doloroso físicamente.

- Que él cree que «tiene la culpa de la dificultad que tiene ella para llegar al orgasmo».
- Que ella cree que «tiene la culpa de los problemas de erección que tiene él».

Por otra parte, cuando los adultos estadounidenses tienen relaciones sexuales, ya sean jóvenes o viejos, gays o heteros, hombres o mujeres, suelen:

- Ser tímidos o muy críticos con su cuerpo.
- No tienen la confianza con su pareja que les gustaría tener.
- No están seguros de que se lo van a pasar bien (que es la razón por la que no lo hacen más a menudo).
- Están preocupados por el comportamiento, el suyo propio o el de su pareja.
- No se atreven a decir lo que desean, lo que no desean, lo que sienten o lo que no sienten.

Los problemas de salud también suelen formar parte del sexo «normal», porque las personas normales tienen problemas de salud.

Bueno, ¿empiezas a parecer bastante «normal»? ¿Estás comenzando a darte cuenta de que puede que ésta no sea la meta correcta?

Quiero cambiar las cosas para ti, y no mejorando tu «función sexual». Este libro no es una Viagra literaria. Es más bien una cirugía del cerebro literaria (lo siento, no es una liposucción de la barriga ni cirugía de mamas ni implantes de pelo, sólo cirugía del cerebro).

La incomodidad y el aislamiento emocional que acabo de describir es lo que consiguen la mayoría de las personas cuando intentan tener «relaciones sexuales» normales. Y ésa es la razón por la que tu visión del sexo importa.

Ahora, pasaremos el resto del capítulo indagando por qué no es importante ser sexualmente «normal», y por qué, de hecho, perseguir esa «normalidad» en las relaciones suele ser destructivo.

Por supuesto, por sexo «normal» la mayoría de las personas no se

refieren a la realidad que acabo de describir, sino a una visión romántica de la actuación perfecta, entorno perfecto y nada que pueda ser demasiado novedoso o presentar un reto psicológico. Lo único normal
sobre ese tipo de sexualidad es el hecho de que muchas personas aspiran a ella y muy pocas la consiguen. (Y aquí te revelo un secreto que
conocemos todos los sexólogos: incluso cuando las personas logran este
tipo de relaciones, no siempre quedan satisfechas con ellas.)

Entonces, si como tantas otras personas, has estado persiguiendo la
misma cosa incorrecta (sexo «normal»), has de cambiar tu forma de
pensar sobre las relaciones sexuales. Aunque la mayoría de las personas
suponen que es lógico pensar en el comportamiento (cuántas veces a la
semana, cuántos minutos antes de llegar al orgasmo), eso no es más que
una forma de contemplar el sexo. Y es justamente la incorrecta.

Ansiedad por la normalidad

Lo cierto es que la mayoría de las personas no desean ser «anormales» en
el sexo, claro que no.

Por lo tanto, esconden algunos aspectos que piensan que pueden ser
anormales. Se concentran en cosas que piensan que son normales, aunque no sean muy interesantes. Tarde o temprano, esta autocensura y falsa integridad suelen causarles problemas, debido al secretismo, la ansiedad, la autocrítica y el aburrimiento.

No importa lo que consideres normal o anormal en las relaciones
sexuales. Si eso te preocupa, y si esta preocupación influye en tu conducta, en tus fantasías o en lo que compartes con una pareja, es casi
seguro que estará mermando vuestro placer sexual y vuestra intimidad.

Me gustaría rescatarte de esa situación. No voy a hacerlo intentando
persuadirte de que eres «normal» sexualmente, sino persuadiéndote de
que no te preocupes por ello.

Los dos aspectos de la sexualidad «normal»

Los estadounidenses, en general, piensan que la sexualidad «normal» tiene dos componentes: uno práctico y otro menos tangible o «moral».

El aspecto práctico de la sexualidad «normal»

La mayoría de las personas definen la actividad sexual (o simplemente sexo) «normal» haciendo referencia a lo que hace su cuerpo, concretamente los genitales (pene, vagina, vulva) y la boca.

Los médicos, los terapeutas y las empresas farmacéuticas utilizan un lenguaje que apoya esta visión. Tanto los profesionales como los expertos en publicidad hablan de «función» y «disfunción». Los médicos hablan de lo que es normal y lo que es patológico. Nosotros, los sexólogos, hablamos de «sexo» cuando nos referimos a las relaciones sexuales, al coito. Hablamos de «intimidad» y «romance» cuando queremos decir sexo.

El aspecto físico del llamado sexo normal es la secuencia de deseo, excitación y orgasmo. Esto refleja el modelo desarrollado por Masters y Johnson en la década de 1960, que examinaremos con más detenimiento en el capítulo 4. Las personas usan este modelo inconscientemente cuando utilizan la expresión *juegos previos*, con lo que por lo general quieren decir «las cosas que hacemos antes del verdadero sexo, el coito».

La mayoría de los estadounidenses clasifican las actividades sexuales como coito («verdadero sexo») o juegos previos; todo lo demás, en general, se considera mero flirteo, tontear, o directamente perversión. La idea convencional es que toda actividad sexual se supone que ha de culminar en el coito, y en esto no suele haber dudas, tanto si un beso como una caricia se consideran juego previo o no. No se estima que sea normal que una pareja «opte» por el juego teniendo la opción de practicar el «sexo real».

Hay un pequeño grupo de actividades sexuales sobre las cuales hay un consenso de «normalidad» positiva. El coito y besarse con lengua (y, por favor toma nota, *sólo* éstos) son los universalmente aceptados entre los estadounidenses. El sexo oral es considerado ahora normal por la mayoría de los adultos (pero no por todos), seguido por el tocamiento de los genitales de la pareja. El vibrador para la vulva ha estado haciendo grandes avances hacia la normalidad esta década (especialmente entre personas jóvenes y cultas), aunque el vibrador para el pene y el vibrador para el ano están a años luz. En general, todo lo que tenga que ver con el ano suele estar descalificado. Pocas personas encuentran normales el juego de roles, el sadomasoquismo y el fetichismo. La mayoría de las personas ni siquiera los consideran «sexo». Por lo tanto, también hay un consenso mayoritario sobre la supuesta «normalidad» de estas cosas, o sea, que no lo son.

Entonces, para practicar un sexo normal las personas necesitan que ciertas partes de su cuerpo se comporten de formas «normales»: erección a la carta, lubricación vaginal a la carta, etc. Los médicos saben que nuestros genitales son especialmente susceptibles a varias influencias comunes: emociones, estrés, alcohol, enfermedad, cansancio, incluso antigüedad de la relación. Por lo tanto, estas partes de nuestro cuerpo puede que no respondan como deseamos; curiosamente, muchas personas no quieren reconocer esto.

Por eso, la mayor parte de mi trabajo lo realizo con personas cuyos cuerpos no actúan con «normalidad» bajo circunstancias que *ellas* consideran normales; mi trabajo consiste en convencerlas para que abandonen ese modelo destructivo, tan difícil de alcanzar en la vida real. Si estás leyendo este libro, es quizá porque conoces ese sentimiento de que tu cuerpo te ha «fallado».

De modo que, aunque la mayoría de las personas crean que tomar Viagra para un problema de erección es normal, la mayoría también piensa que si esas mismas personas utilizan un consolador con arnés para ese mismo fin es anormal. Asimismo, muchas personas consideran normal que las mujeres menopáusicas tomen hormonas para incrementar la lubricación vaginal, pero consideran anormal que utilicen su fantasía o la pornografía para ese fin.

El aspecto moral del sexo «normal»

Cuando trascendemos el aspecto de cómo han de actuar nuestros cuerpos durante el coito, y qué actividades son adecuadas, es mucho más difícil discriminar qué es «normal» en el sexo. ¿Forman parte de la sexualidad «normal» las fantasías? ¿Qué me dices de los juegos? ¿O de los juguetes? ¿Qué tipos de experimentos son aceptables? ¿Y qué pasa con las preferencias, por ejemplo, masturbarse en vez de tener relaciones convencionales con la pareja, o preferir el sexo oral al coito? La mayoría de las personas pueden decir lo que *no* es normal, pero les cuesta definir por qué o en qué se basan para decidirlo.

A veces ni siquiera las parejas se ponen de acuerdo en esto. Puedes imaginarte los problemas que surgen cuando uno de los integrantes de una pareja le dice al otro: «Lo que quieres que hagamos en la cama no es normal». Eso es mucho peor que el «No, gracias».

Una forma de enfocar este asunto es preguntar: ¿qué es lo opuesto al sexo «normal»?

Cuando les hago esta pregunta a mis pacientes, hombres o mujeres, suelen responder diciendo cosas como *algo pervertido, perverso, peligroso, violento, inmoral, fuera de control, raro* y *hedonista*. A veces, hasta me responden *satánico*, lo cual se presta a una interesante conversación.

La mayoría de las personas tienen un sentido intuitivo de lo que es sexualmente normal y de lo que no lo es. Pero a menos que sólo nos estemos refiriendo a lo que es «estadísticamente común», es casi imposible definir con exactitud lo que *queremos* decir con sexualidad normal. Ni los psicólogos, ni incluso los sexólogos, se ponen de acuerdo en este asunto.

Dicho esto, es especialmente interesante tener en cuenta que la mayoría de las descripciones de lo que es una sexualidad normal y anormal siempre acaban centrándose en dos temas: el control y la perversión.

Incluso cuando las personas no están de acuerdo en sus reglas —para Joe vendar los ojos y poner esposas es normal, pero el látigo no lo es, mientras que su mejor amigo piensa que «todas esas cosas son demasiado pervertidas para hablar de ellas»—, normalmente nos estamos refiriendo a las mismas ideas: limitaciones y depravación.

La «normalidad» es el intento de delimitar el sexo para que no pueda escaparse, adquirir demasiada fuerza o herir a los demás. La «normalidad» es el intento de reducir lo suficiente la sexualidad para que no suponga una amenaza, o que incluso nos obligue a crecer. La «normalidad» es el reconocimiento de que el erotismo reside en el inconsciente, un pequeño vertedero (si es que alguna vez ha habido alguno).

¿Qué pasaría, por ejemplo, si te dieras cuenta de que estás gozando con algo que considerabas sexualmente anormal? ¿Cambiarías de opinión respecto al sexo o respecto a ti mismo? ¿O te reirías de ello e intentarías olvidarlo?

Continuamente, veo ejemplos de ello en mi práctica. Veamos el caso de Arthur, que descubrió que, mientras se masturbaba, le excitaba mucho acariciarse ligeramente la zona del perineo (el espacio entre el ano y la parte posterior del escroto). Cuando llegó a la conclusión de que eso era demasiado «gay», nunca más volvió a hacerlo. O el caso de Serena: no le gusta nada que le estrujen demasiado los pechos, pero cuando está excitada, le encanta que le tiren de los pezones y se los muerdan; de hecho, solía llegar al orgasmo de este modo antes de que uno de sus amantes le dijera que era «muy, pero que muy raro». Y también le creyó.

Arthur y Serena vinieron a verme juntos para hacer terapia de pareja, cada uno con sus propios secretos sexuales. Y aunque hacía tres años que eran pareja, ninguno le había confesado al otro lo que sabían acerca de sus propios patrones de excitación; de hecho, ambos se abstenían de la estimulación que les parecía anormal. Hablar de estas cosas los aterrorizó y los liberó. Acabaron aprendiendo mucho más el uno del otro —y sobre ellos mismos— de lo que esperaban.

Nuestra obsesión con lo que es «normal» es un intento de permanecer limpios cuando estamos haciendo algo que es potencialmente sucio.

Quizá porque el coito se relaciona con los fluidos corporales, quizá porque se relaciona con los órganos excretores (literalmente o cerca de los mismos), quizá porque se relaciona con los misterios del embarazo y del nacimiento, quizá porque sencillamente lo mancha todo, y quizá

porque el sexo puede liberarnos de las normas habituales de la respeta-
bilidad y la contención física, suele contemplarse como algo con lo que
hay que relacionarse a cierta distancia psicológica.

¿Es normal oler la ropa interior de tu pareja? ¿Qué me dices de pedirle que lleve la misma prenda un par de días seguidos y luego olerla?
¿Qué me dices del sexo oral durante la menstruación? ¿O de tragarse el
semen? ¿O de que te *encante* tragarte el semen? ¿Qué me dices de un
beso con lengua nada más despertarse, cuando tienes un aliento de ti-
gre?

Lo que importa no es que una actividad específica sea o no sea normal. Lo que importa es el concepto de sexo «normal». Si ciertas cosas
son normales, por definición habrá cosas que sean anormales. Y si no
quieres pensar que tu sexualidad es anormal, eso al final requerirá que
ejerzas un control constante. Pero nadie puede disfrutar realmente del
sexo bajo ese régimen opresivo.

Normas culturales

Los conceptos de los estadounidenses sobre la normalidad sexual han
sufrido un cambio espectacular en los últimos sesenta años.

En 1948, Estados Unidos se escandalizó cuando las investigaciones
del doctor Alfred Kinsey demostraron que un respetable número de parejas estadounidenses practicaba el cunnilingus. Ahora, los consejeros
matrimoniales animan a hacerlo.

Antes de 1965, la anticoncepción era ilegal en Estados Unidos (hasta
el caso *Griswold versus Connecticut*), y hasta 1972 era ilegal para las personas que no estaban casadas (*Baird v. Eisenstadt*). Hasta 1967, era ilegal
tener relaciones sexuales con una persona de otra raza (*Loving v. Virginia*). Y la penetración anal (sodomía) no fue despenalizada hasta 2003
(*Lawrence v. Texas*). Son muchos cambios en muy poco tiempo.

Las ideas sobre lo que es sexualmente normal son muy distintas de
un país a otro. En China, por ejemplo, los adultos no suelen besarse en
público; hasta cogerse de las manos es considerado atrevido. En la mayor

parte de Europa, los adultos y los niños suelen ir a la playa en *topless* o desnudos. (No lo consideran una práctica sexual, pero ésa es la cuestión: en Estados Unidos, sí). La clitoridectomía (la ablación del clítoris femenino) realizada por los musulmanes en el norte de África, Oriente Próximo y Extremo Oriente a unos dos millones de niñas anualmente es ilegal en Estados Unidos y se considera un acto de violencia contra la infancia. Las relaciones prematrimoniales son lo normal y lo habitual en Holanda y Escandinavia, donde este tipo de decisión se comenta libremente en el seno de las familias.

Cada nuevo avance tecnológico nos lleva a volver a plantearnos el tema de la normalidad sexual. Aquí tienes algunos ejemplos recientes en Estados Unidos:

- *Reproductores de vídeo*: entre 1980 y 1990, más de dos tercios de hogares estadounidenses compraron un aparato de vídeo. Este fenomenal aumento en el consumo de este producto se debió en gran medida a la nueva oportunidad de ver pornografía en casa. Pero ¿era «normal» ver pornografía? ¿Y qué tipo de pornografía? ¿Debería un marido ocultarle a su esposa que ve pornografía? ¿Debería invitarla a que la viera con él? ¿Debería ella aceptar?

- *Internet*: cuando en Estados Unidos se produjo la explosión de la banda ancha de alta velocidad a un precio razonable en el año 2000, decenas de millones de personas inmediatamente se implicaron en «relaciones virtuales», ya fuera como ellas mismas o bajo otras personalidades. Segunda Vida, salas de *chat*, mensajería instantánea, teléfono erótico, juegos de edad, juegos de rol (hombre/mujer); ahora las oportunidades son casi infinitas. De pronto, las personas entran en contacto con subculturas sexuales, ideas y conductas que hasta hace poco eran completamente desconocidas para ellas. Y ahora muchas personas se preguntan: ¿es normal, es una perversión, o es simplemente enfermizo que un adulto pretenda ser un adolescente, un millonario, un espía o alguien del otro sexo? ¿Cuántas horas a la semana (¡o al día!) es aceptable dedicar a estos asuntos en

Internet? ¿Chatear sobre sexo con un desconocido es una forma de infidelidad, un signo de inseguridad, una nueva frontera del erotismo? ¿Quizá las tres cosas? La ley exige que se deje de jugar a estos juegos alegando que incita al abuso de menores. Aunque no tienen datos que confirmen esta alegación, el Estado y los gobiernos federales de Estados Unidos gastan millones de dólares de los valiosos impuestos de los contribuyentes en acechar y atrapar a esos que están interesados en los juegos de edad con otros adultos.

- *Teléfonos móviles*/sexting: tres cuartos de los adolescentes tienen teléfono móvil, y millones de ellos hacen *sexting* (enviar o recibir fotos sexualmente explícitas suyas y de sus amistades). Las fuerzas del orden público se han volcado en el cumplimiento de la ley, en un intento de eliminar esta actividad alegando que es muy peligrosa, imponiendo grandes castigos (prisión por delito grave y un registro de infractores sexuales). Los padres están atrapados entre ambos. Ellos suelen creer que es más peligroso de lo que piensan sus hijos, pero menos peligroso —y menos merecedor de castigos draconianos— de lo que opinan los legisladores y la ley.

En cada uno de estos casos, la pregunta «¿qué es normal en el sexo?» es de gran interés social, político y económico. Todavía no hay consenso en ninguno de estos frentes, lo que demuestra que todo lo que llegamos a creer que es sexualmente «normal» está negociado culturalmente y no es algo inevitable o «natural».

¿Quién hubiera dicho hace diez años que algo de lo que expongo a continuación sería considerado corriente («normal») como lo es ahora?

- *Spanking* [azotes] erótico, vendar los ojos y poner esposas.
- Vibradores (que ahora se pueden comprar en Amazon.com).
- Clubes de intercambios de parejas.
- Pornografía por Internet.
- Habitaciones de hotel con servicio de canal erótico de pago.

- Lenguaje obsceno en la cadena de televisión HBO* y en las cadenas de televisión por cable normales.

Cuando te des cuenta de que lo que crees que sabes acerca de la sexualidad «normal» es sólo una idea entre muchas otras, se abrirá ante ti todo un mundo de erotismo. Un mundo de sexualidad que trascenderá la autocrítica y la ansiedad, más allá del orgasmo, del éxito y del fracaso. Sólo entonces te podrás relajar, sentir placer y disfrutar de la intimidad.

¿Por qué es un problema concentrarse en la normalidad?

De hecho, la ansiedad por ser sexualmente normal crea aislamiento emocional. Ésa es la razón por la que muchas personas se sienten muy solas cuando hacen el amor.

Para la mayoría de las personas, el aislamiento emocional acaba con los verdaderos deseos y placeres sexuales.

Concentrarse en la sexualidad «normal» hace que el sexo sea una empresa con el listón demasiado alto. En cualquier momento, nuestras preferencias, fantasías o inhibiciones pueden revelar que somos inaceptables, para nosotros mismos o para nuestra pareja. Ser «normal» (en otras palabras, no ser anormal) se vuelve más importante que sentir placer o intimidad. Por miedo a ser juzgados, no hacemos las cosas que haríamos si no tuviéramos ese temor (por ejemplo, un hombre que pide que le tiren de los pezones). Y hacemos cosas que de lo contrario no haríamos (como tener relaciones sexuales cuando no estamos preparados) si no fuera porque pensamos que eso es lo que hace la gente normal.

De modo que nuestro afán por ser sexualmente normales, junto con

---

* Cadena de televisión de pago, una de las más populares y con mayor número de abonados de Estados Unidos. (*N. de la T.*)

nuestra angustia por no serlo, nos conduce a esconder secretos sexuales a nuestra pareja. Ser auténticos parece implicar demasiado riesgo.

Ni el placer ni la intimidad pueden florecer en un entorno semejante. En un contexto así, perder la erección es un desastre. Que te cueste llegar al orgasmo es una crisis. Tirarse un pedo o mojar la cama es una tragedia.

Y no sólo para al que le sucede, sino también para su pareja; porque muchas personas no sólo se concentran en su propio «funcionamiento», sino también en el de su pareja, que asumen como si fuera algo personal. Muchas personas se esmeran en que su pareja se excite y llegue al orgasmo, y se fijan en todos los detalles porque no quieren que las consideren ineptas o «malas amantes». Pero ¿cómo vas a relajarte si tu pareja está examinando tu respuesta sexual, no como un juego o por prestarte atención, sino para comprobar si ha fracasado?

Jedd, hombre de aspecto y habla toscos, era electricista y tenía unas manos que denotaban que se habían estado ganándose la vida durante muchos años.

A los pocos minutos de sentarse me dijo tres cosas: que procedía de una familia pobre italiana de Brooklyn, que amaba a su esposa Martina y que llevaba pantis. Aparentemente, esos hechos eran más o menos de igual importancia. ¿Adivinas cuál de ellos era la causa de sus disputas con Martina?

Todo empezó unos pocos años antes con los pantis: los de ella. Cuando Martina lo descubrió («Cada vez tenía más pantis que se habían ensanchado, y no sabía por qué. Luego me di cuenta de cuál era la razón»), él le regaló un libro sobre el tema para que lo leyera, y luego hablaron largo y tendido. Le dejó claro que él no era gay.

—Le creí entonces y le creo ahora —dijo ella.

Como a la mayoría de los hombres que se ponen ropa interior de mujer, a él le gustaba su tacto y le ayudaba a relajarse. Pero no podía simplemente disfrutar de esta pequeña afición. Quería compartirlo con Martina.

—Constantemente —dijo ella—. Siempre me decía: «Quiero asegurarme de que lo entiendes. Quiero cerciorarme que sabes que no estoy enfermo. Quiero que lo aceptes, no quiero tener que ocultarlo». Teníamos que hablar de ello todos los días.

—¿Lo ves? ¡No te gusta! —dijo Jedd casi triunfal.

Martina me miró.

—No me importa que lleve pantis, calcetines o lo que le dé la gana —dijo con un suspiro—. Ahora se compra y se pone su ropa y a mí no me importa. ¿Podemos cambiar de tema por favor? Me gustaría pasar toda una semana sin hablar de ello. ¡Me gustaría recuperar a mi marido!

—Doctor, ella cree que soy raro. Dígale que no.

Antes de que yo pudiera abrir la boca, saltó Martina.

—Pues claro que pienso que es raro —refunfuñó—. Pero ¿y qué? No eres perfecto, Jedd, y francamente haces otras cosas que me preocupan mucho más.

Jedd lo tenía claro.

—No recuperaremos nuestra vida sexual hasta que aceptes esto de mí.

Martina me miró con frustración.

—Antiguamente, en Brooklyn, sabíamos que la única forma de tratar a una persona tan obstinada era matarla.

Todos sonreímos.

—Jedd, ¿cómo te sientes respecto a vestirte de este modo? —le pregunté.

—No tiene nada de malo —respondió desafiante.

—Jedd, soy un sexólogo. No eres el primer hombre que lleva pantis. Lo que te estoy preguntando es: ¿cómo *te* sientes al respecto?

—No hay nada de malo en ello —dijo en tono más bajo. Lo repitió con lágrimas en los ojos. Lo había estado diciendo (a su esposa y a sí mismo) durante años, pero en realidad no se lo creía. Le daba vergüenza de que le gustara y le avergonzaba lo que hacía.

—Es difícil creer que Martina lo acepta cuando tú no lo haces, ¿verdad? —le pregunté amablemente—. ¿Sabes?, lo que le molesta es cuánto *hablas* del tema, no cuánto lo *haces*, ¿vale? —Asintió con la cabeza—. Y quizá, si *tú* lo aceptaras un poco más, no tendrías la necesidad de hablar tanto de ello, ¿vale? —Volvió a asentir con la cabeza.

La verdad es que a ninguno de los dos le entusiasmaba el interés de Jedd por la ropa interior femenina. Él no acababa de entender por qué se sentía tan atraído hacia ella, y ella no entendía por qué estaba tan obsesionado con esa historia, unas veces exigiendo aceptación y otras suplicándole.

—Jedd, hablar continuamente de este tema está volviendo loca a Martina —le dije—. Eso no significa que te esté rechazando. Cualquier asunto del que hables demasiado acaba aburriendo, tanto si se trata de lasaña como de Notre Dame, de fútbol o de Jedd y sus pantis. Pero si hablas tanto del tema es porque estás preocupado, ¿verdad?

Me respondió que sí, que había cosas que le preocupaban y que quería hablar de ellas.

—Normalmente, hablarías de ello con un amigo, con el hermano de Martina, o quizás, incluso con un sacerdote —me aventuré a decir.

—Olvídalos a todos —dijo riéndose.

—Bueno. Entonces creo que deberías ir a ver a tu terapeuta para hablar de esto —le sugerí.

—No quiero ir a un loquero para que me diga que estoy loco —respondió Jedd.

—No, quieres a alguien con quien poder hablar, ¿no es cierto?

Y le remití a una persona muy entendida en el tema con quien podría hablar.

—Cuando hayas ido a verle, me gustaría que limitaras tus conversaciones con Martina sobre este tema, al menos durante un tiempo, ¿de acuerdo?

Martina estaba encantada, pero preocupada.

—Jedd, vamos a seguir hablando de todas las demás cosas de las que siempre hemos hablado, ¿de acuerdo?

—Y Jedd, quizá tendrás que hacer las paces con tus intereses y relajarte lo suficiente como para volver a mantener relaciones sexuales con Martina —le dije con rotundidad.

—Sí —respondió el tosco hombre de Brooklyn—. Admito que ella ha estado siempre junto a mí. Quiero volver a ser su hombre.

Mentiras, malditas mentiras y estadísticas

Cada semana, las parejas que tienen conflictos me preguntan qué es normal en el sexo. ¿Es normal tener relaciones sexuales una vez al mes durante el primer año de matrimonio? ¿Es normal excitarse dando o recibiendo azotes en el culo? ¿Cuánto ha de durar el acto sexual antes de que eyacule el varón? ¿Es normal tener ganas de sexo oral durante la menstruación? ¿Es normal que te excites hablando de guarrerías?

A veces las personas se preocupan por ellas mismas. A veces son críticas con su pareja y quieren lanzar la artillería pesada de «Tú no eres normal. *Yo soy* normal».

Cada año, cuando se acerca el día de San Valentín, me hacen el mismo tipo de preguntas en los medios. Y aunque conozco las estadísticas actuales —cuántas veces al mes, cuántos centímetros, cuántos minutos—, generalmente no las menciono, ni cuando estoy hablando con mis pacientes ni cuando me entrevista *USA Today* (el periódico que te dan gratis en el hotel para que puedas leer algo mientras te cepillas los dientes). Les digo que, consciente o inconscientemente, la gente se obsesiona con estas cifras, y que estamos mejor sin ellas.

A nadie le gusta esta respuesta.

Les digo que se olviden del número de veces al mes que hacen el amor los demás, de con qué frecuencia se masturba alguien, o de cuánto tiempo tardan otros en llegar al orgasmo. Esas estadísticas no sirven para nada. Sin embargo, saber que no te ríes cuando haces el amor, que te cortas cuando has de usar un lubricante o que eres incapaz de decirle a tu pareja «No, ahí no, aquí» nos dice más, bastante más.

Porque eso describe tu experiencia, y el sexo es eso, experiencia, no cifras. En el sexo lo que realmente importa no son las cosas que se pueden medir, sino lo que *siente* la gente, que es mucho más difícil de investigar, comprender, medir o fijar. Y como sucede con todos estos problemas, si estás intentando arreglar algo que no hace al caso, da igual lo que consigas.

Ésta es la razón por la que, en cuanto a sexualidad se refiere, la autoayuda convencional no sirve de nada, porque en general no pone a prueba las ideas básicas respecto a lo que es «normal» en el sexo. Y, más importante, ¿cómo puede ayudar la autoayuda cuando no se replantea la idea de que es importante ser «normal» sexualmente, y lo que es *más* importante, la de no ser anormal sexualmente?

Por el contrario, la mayoría de los libros de autoayuda son *normativos*: dicen a las personas exactamente qué tipo de sexualidad *han de* practicar, y luego cómo han de hacerlo. Es evidente que esa teoría no ha funcionado muy bien. Ésa es la razón por la que todavía hay personas que siguen comprando esos libros, que van a sexólogos, y suplican que el programa de televisión *The View* les presente a más *sexpertos*.

Lo que todos los libros de autoayuda y gurús deberían decir es que el deseo de las personas de ser normales sexualmente es lo que les impide ser seres sexuales auténticos, y que eso es lo que les provoca ansiedad e insatisfacción sexual. La Inteligencia Sexual —basada en el autoconocimiento, autoaceptación y comunicación profunda— es más eficaz para resolver la insatisfacción sexual.

Si quieres saber qué es normal en el sexo, recuerda estas características:

• Normal es tener relaciones sexuales cuando estás cansado.
• Normal es preocuparse por ser normal sexualmente.
• Normal es no hablar de que se está preocupado por estas cosas.
• Normal es sentirse emocionalmente aislado durante el coito.

Estoy seguro de que podemos aspirar a algo mejor que esto.

3

¿Qué es la Inteligencia Sexual?
¿Por qué es importante?

Empecé a visitar a Margot y Duane al año de que hubiera nacido su primera hija. Estaban muy preocupados porque habían dejado de tener relaciones sexuales regularmente. No podían entender por qué uno de los dos, o los dos, siempre tenía(n) alguna excusa.

Ambos, de 32 años, tenían lo que la mayor parte de la sociedad considera necesario para gozar de una sexualidad excelente: eran extraordinariamente atractivos. Duane ganaba mucho dinero. Habían contratado a una persona para que les ayudara a cuidar de su hija. No sólo se querían, sino que también parecían gustarse mutuamente. Entonces, ¿por qué no tenían relaciones? O, tal como lo expuso Margot: «¿Por qué tenemos esta disfunción del deseo?»

A través de las múltiples preguntas que les fui haciendo durante una serie de sesiones, acabé conociéndolos bastante bien. Como sucede con la mayoría de mis pacientes, descubrimos unas cuantas buenas razones para la conducta que decían que querían cambiar. Y no, ninguno de ellos padecía una «disfunción».

De hecho, a Margot le encantaban las relaciones y le encantaba tenerlas con Duane. A diferencia de algunas mujeres que después de estar un día a solas con un niño pequeño sano y activo tienen poco interés en el sexo, Margot quería que su marido la buscara. Decía que lo «necesitaba» para sentirse apreciada, adulta y sexy, algo que le resultaba difícil sentir después de pasarse todo el día pintando con los dedos. Estaba predispuesta a responder prácticamente a cualquier invitación sexual, que no llegaba nunca.

A Duane también le encantaban las relaciones y tenerlas con Margot. Pero después de trabajar doce horas al día y llevar a su hija a la cama al poco de llegar a casa, apenas podía mantener los ojos abiertos. Anhelaba pegarse un revolcón en la cama con su sexy esposa y que ésta aportara la energía necesaria para la vida erótica. Pero por más que ella hablara de sexo o envidiara a otras parejas atractivas, nunca daba el primer paso.

Como es natural, antes no tenían este problema. Cuando empezaron a salir justo después de finalizar la universidad, tenían relaciones sexuales dos veces al día, por la mañana y por la noche. Ambos recordaban claramente que ninguno de los dos era el que empezaba: «sencillamente sucedía». Y ahora seguían esperando que volviera a «suceder». Eso no es una «disfunción», simplemente es una idea desafortunada.

Hablamos del deseo de ambos de que el sexo fuera como cuando eran más jóvenes. Les expliqué que sus vidas habían cambiado y que, para que el sexo «sucediera», alguien tenía que dar el primer paso. Sí, puede que el que lo hiciera tuviera que escuchar la palabra «no»; los dos se quedaron atónitos por el mero hecho de imaginar semejante cosa, puesto que esa idea era muy distinta de la era sexual que habían conocido. Incluso, cuando retomaran su vida sexual, sus sesiones amorosas seguramente no durarían una hora o dos como pasaba antes. Esa idea tampoco era aceptable para ellos.

Seguían insistiendo en que les gustaba el sexo y en que querían tener relaciones, pero no querían la sexualidad que yo les sugería que ahora estaba a su alcance. De modo que siguieron sin tener relaciones y preguntándose cómo podían cambiar las cosas.

Entretanto, Margot estaba dispuesta a volver a quedarse embarazada lo antes posible. Al fin y al cabo, ella deseaba mucho, mucho, *mucho* tener un niño. Así que como Marilyn ya tenía casi dos años era el momento para ir a por el segundo.

Duane no estaba tan entusiasmado y eso no ayudaba mucho a mejorar su vida sexual. Tal como les dije: «Trabajar en las relaciones sexuales a la vez que se está preocupado por los asuntos de la fertilidad, es como intentar girar cuando conduces a 110 kilómetros por hora en la autopista».

A pesar de todo, querían seguir trabajando conmigo y acepté. Duane, por sus propias razones pronto accedió a ir a por el niño, sólo le dijo una cosa a Margot: «Me preocupa lo que sucederá si no es un niño. No quiero seguir intentándolo eternamente, ¿vale?». Ella respondió «sí», un tanto preocupada pero feliz. Se quedó embarazada casi de inmediato, en esto no había «disfunción».

Al cabo de unos meses del embarazo de Margot interrumpieron la terapia temporalmente. A su debido tiempo tuvieron una preciosa y saludable niña.

Cuando Charlotte tenía cinco meses, Duane y Margot volvieron a mi consulta. Muchas mujeres tardan casi un año en recuperar su deseo sexual después de dar a luz. No era el caso de Margot; a las tres semanas de haber parido ya tenía ganas. Tras habérselo dicho a Duane, volvió a esperar que fuera él quien la persiguiera por la casa.

Por supuesto, Margot se sentía mal con su cuerpo, todavía pesaba cinco kilos más de lo habitual, y su aspecto personal no era lo cuidado que solía ser según sus rigurosas reglas. Así que quería tener relaciones, pero también que Duane le avisara con tiempo para poder depilarse, bañarse, arreglarse las cejas, ponerse sus lociones, etc. Esto complicaba aún más hacer el amor.

También Duane dudaba en retomar la vida sexual, aunque por razones bien distintas. Se reía de lo que decía Margot respecto a que su cuerpo era menos deseable que antes, pero sí admitió que el tema del control de la natalidad lo tenía muy presente. Él ya estaba contento con sus dos hijas, con niño o sin él. Consideraba que eso le superaba y creía que a ella también, pero temía que ella se sintiera desolada si él se negaba a ir a por el niño, por lo que no había abordado este tema con bastante seriedad como para que Margot se diera por aludida.

Ella necesitaba sentir que él la buscaba, por lo tanto no podía ser ella la que empezara; él, por su parte, se sentía agobiado por temor a verse obligado a ir a por el niño (y a que ella se quedara de nuevo accidentalmente embarazada), por lo que tampoco quería dar el primer paso. De modo que un mes tras otro, habían estado eludiendo la maravillosa sexualidad de la que habían gozado años antes.

Ninguno de los dos quería utilizar preservativos (a ella le daban «asco» y no los consideraba seguros). Ella no quería utilizar métodos hormonales como la píldora por los posibles efectos secundarios y por temor a engordar.

Hablaron sobre si ella podría llegar a ser feliz con «sólo» dos preciosas y sanas hijas. Margot dijo que no necesitaba tener un hijo enseguida, y que quizá, sólo quizá, podría hasta vivir sin él. Pero que ahora no podía decidirlo.

Entretanto, no tenían relaciones sexuales. Ella quería que fuera él quien tomara la iniciativa, y él no quería arriesgarse a otro embarazo.

Entonces les planteé la sexualidad sin riesgo de embarazo: sin penetración vaginal. Sexo oral, juegos anales, tocamientos genitales, mordiscos, susurros, mamadas, caricias, juegos.

—¡Ah, los juegos previos! —dijo ella despectivamente—. Prefiero el coito.

—Antes solíamos hacer todo eso —dijo Duane.

—¿Y ahora?

—Bueno, me encantan las mamadas de Margot, pero luego los dos queremos hacer el amor. Y yo me sentiría culpable si ella me hiciera una soberbia mamada y luego se quedara decepcionada por no tener relaciones sexuales de verdad.

Aquí las únicas disfunciones eran sus creencias distorsionadas sobre lo que era el «verdadero sexo». Su mutua resistencia a tener un sexo de primera sin penetración vaginal era fascinante: eso no era «sexo de verdad», no era su tipo de sexo favorito, era absurdo, no deberían «necesitar» hacerlo, se sentían estúpidos realizando esas prácticas de segundo orden. Las explicaciones habituales que escucho cada semana.

Era una falta masiva de imaginación y una prueba de su limitada Inteligencia Sexual.

—Nosotros sabemos lo que es tener buenas relaciones sexuales y solíamos tenerlas siempre. Y esas cosas no lo son —dijo Margot sollozando.

Duane añadió ratificando lo que había dicho ella de que «tener sólo sexo externo» los dejaría emocionalmente hambrientos. Por lo tanto, siguieron sin tener relaciones sexuales y siguieron emocionalmente hambrientos y con mayor necesidad de conexión emocional.

Intenté ahondar más en el asunto para descubrir la razón de semejante resistencia.

—En primer lugar, nos dices que la vida sexual no volverá a ser como antes, luego que no deberíamos esperar volver a tener una actividad sexual de verdad hasta que resolvamos el dilema de tener otro hijo —dijo Margot frustrada—. Para aceptar esto, yo, yo, yo... ¡tendría que cambiar! —farfulló.

—Sí —dije asintiendo con la cabeza comprensivamente—. Si queréis volver a tener relaciones sexuales en esta etapa de vuestra vida, tendréis que cambiar.

Me dijeron que estaban en ello. Pero por más que hablamos sobre el tema, no pudieron aceptar esa idea. De modo que esta inteligente, atractiva y ardiente pareja volvió a rechazar la actividad sexual.

El valor de la inteligencia

Acabamos de ver cómo una pareja alejó el sexo de su vida porque no podía proporcionarle cierto tipo de recompensa. Hemos visto de qué forma intentan las personas conseguir este alivio y reafirmación: principalmente a través de una función genital soberbia. Esto, mitológicamente, se supone que te ha de proporcionar grandes orgasmos y conducir a tu pareja a una satisfacción extática.

En lugar de hablar sobre cómo mejorar la función sexual, vamos a pensar en el sexo de un modo radicalmente distinto. Hablemos de lo que necesitas para crear y mantener el placer y la intimidad con el paso de los años. Además, esta visión te liberará de la timidez y la autocrítica y reducirá espectacularmente tu necesidad de reafirmar tu normalidad y capacidad sexuales.

Esta visión diferente implica desarrollar y usar tu Inteligencia Sexual. La Inteligencia Sexual es el conjunto de recursos internos que te permiten relajarte, estar presente, comunicarte, responder a los estímulos y crear una conexión físico-emocional con tu pareja. Cuando lo consigas, tendrás experiencias sexuales placenteras, independientemente de lo que haga tu cuerpo. En comparación con ese tipo de alimento emocional y físico, la erección más dura o la vagina más húmeda y estrecha serán una nimiedad.

La Inteligencia Sexual es más que conocimiento, más que paciencia, más que confianza, y más que el hecho de que te guste tu cuerpo. Es todo eso, pero también es más.

«Inteligencia», por supuesto, es un concepto familiar y útil. Puede definirse como habilidad: la habilidad de aprender o de resolver problemas. Se puede definir de un modo más conciso como la capacidad cognitiva innata o la facilidad para el pensamiento abstracto. Y se puede definir de un modo más amplio como la habilidad para comprender distintas formas de aprendizaje, de organizar la información y de seleccionar lo mejor para cada situación.

Imagínate que por la mañana te despiertas, absolutamente por sorpresa y sin estar preparado, en Moscú. No hablas ruso y sólo tienes tu pasaporte y 3.000 rublos. (Pongamos que es verano, no me gustaría que te congelaras antes de terminar el experimento.) Para saber qué tienes que hacer, necesitarás algo más que *conocimiento*: necesitarás *inteligencia*. Necesitarás la habilidad para saber qué preguntas hacer, cómo encontrar a las personas que pueden ayudarte, cómo tomar decisiones en una cultura distinta, etc.

Esto es la Inteligencia Sexual: no la habilidad de ser un fuera de serie en la cama, o de funcionar como cuando tenías 22 años. La Inteligencia Sexual se manifiesta como la habilidad para crear y mantener el deseo en una situación que dista de ser perfecta o cómoda; como la capacidad para adaptar tu cuerpo cambiante; como la curiosidad y la apertura mental sobre lo que significa el placer, la intimidad y la satisfacción; y la habilidad para adaptarte cuando las cosas no son como esperabas (cuando se te ha acabado el lubricante, cuando uno de los dos ha de ir al lavabo, cuando pierdes la erección, cuando uno de los dos se equivoca de nombre al llamar a la otra parte, o todas a la vez). (Todo esto bien podría ser una película de Will Farrell.)

Ésa es la razón por la que todo el mundo necesita la Inteligencia Sexual. Y ésa es la razón por la que, cuando la posees, te puedes relajar y disfrutar del sexo de formas que antes te hubieran parecido imposibles.

La mayoría de las personas, para afrontar su ansiedad, su sexualidad y la sexualidad de su pareja, confían en las formas habituales de contemplar la sexualidad: sexo «normal», función y «disfunción» genital, autocontrol, intentar recordar lo que «les gusta a las mujeres», etc. La mayoría de mis pacientes (¿y tú, quizá?) han demostrado que tener esta visión limitada no proporciona placer ni intimidad. ¿Qué es lo que necesitan en su lugar? No precisan ni técnica, ni un cuerpo fuera de serie, sólo Inteligencia Sexual.

Luego, ¿qué es exactamente la Inteligencia Sexual?

Los tres componentes de la Inteligencia Sexual

Los tres componentes de la Inteligencia Sexual son:

1. Información y conocimiento.
2. Habilidades emocionales (que son las que te permiten utilizar ese conocimiento).
3. Consciencia corporal y comodidad (que te permiten expresarte y expresar tu conocimiento).

El *conocimiento* que la mayoría de las personas parecen desear sobre el sexo es: «¿Cómo puedo ser fantástica en la cama?» Para las que tienen una «disfunción» convencional, la pregunta suele adoptar la forma de: «¿Cómo puedo funcionar bien?», «¿Cómo puedo superar mi disfunción?» (Esto siempre me suena a «¿Cómo puedo hacer que mi pene o mi vulva se pongan tiesos o hagan malabarismos?».)

Además, muchas personas me preguntan: «¿Cómo puedo hacer que mi pareja sea más hábil o tenga más entusiasmo en la cama?», «¿Qué es lo que quieren los hombres o las mujeres realmente durante las relaciones sexuales?» y «¿Qué posturas dan más placer?»

Aunque entiendo a las personas que quieren ser (o sentirse) más competentes en el sexo, creo que es una meta equivocada. Responder a preguntas como éstas *no* es un medio eficaz para crear una sexualidad más placentera.

No, la información que realmente necesitas comenzaría con un manual del usuario personalizado para tu cuerpo y el cuerpo de tu pareja, incluidas tus preferencias (y las de tu pareja) respecto a los tocamientos y besos. Idealmente, este manual debería incluir el tipo de cambios corporales que puedes esperar con el tiempo: cambios en la consistencia de la lubricación vaginal, el efecto de los cambios hormonales sobre tu respuesta sexual, etc. Un recordatorio de que un dolor de espalda o la rigidez en un hombro pueden influir mucho en las relaciones también ayuda.

Un informe antropológico sobre la increíble diversidad de la sexualidad humana sería igualmente muy valioso. Ayudaría a situar tus experiencias (y las de tu pareja), fantasías, preferencias y curiosidad en contexto, lo que reduciría tu ansiedad respecto a lo que es normal.

Muchas de las cosas que necesitas para gozar de una sexualidad más placentera no son específicamente sexuales. Las *habilidades emocionales* son necesarias para la satisfacción en muchos aspectos de la vida, incluido el sexual. Para simplificar, no hay sustituto para el crecimiento personal: ni un cuerpo perfecto ni la mejor técnica sexual. Es como intentar hacer funcionar un coche metiendo billetes de cien dólares en el depósito del combustible. Las habilidades emocionales son la gasolina de una sexualidad placentera.

Si las personas sólo quisieran placer físico de las relaciones, podríamos argumentar que sólo son importantes las habilidades físicas y el conocimiento. (No sería yo quien lo hiciera, pero tarde o temprano alguien lo haría en alguna cadena de televisión diurna.) No obstante, tal como hemos visto, la mayoría de las mujeres y de los hombres buscan algo más que placer físico en la actividad sexual. Por lo tanto, es normal que necesitemos habilidades emocionales para crear esas otras satisfacciones. Al fin y al cabo, ¿cuántas veces quieres hacer el amor con una persona —por muy atractiva o inteligente que sea— que es maleducada, egoísta, que no quiere implicarse y que no sabe escuchar? (Chistes aquí sobre ex maridos, no, por favor.)

Por último, llegamos *al cuerpo*, el lugar donde se producen todos los jadeos y resoplidos a los que denominamos sexo. La idea popular del papel del cuerpo en las relaciones es que éste ha de ser hermoso, que eso es lo mejor para despertar el deseo tanto en una pareja como en nosotros (como si mirarnos en un espejo fuera lo que nos enciende). Esta idea explica por qué hay tantas personas que no se sienten atractivas y la razón por la que suponen que no son atractivas para los demás. Y la que hace que la gente se sienta menos apta para las relaciones cuando envejece.

Además, es el cuerpo el que supuestamente hace todas las cosas exóticas y atléticas que nos dan placer a nosotros y a nuestra pareja.

Por supuesto, esto significa que el cuerpo ha de «funcionar correctamente». En 1966, los investigadores William Masters y Virginia Johnson definieron el ciclo de respuesta sexual o la forma habitual en que responden los cuerpos humanos a la estimulación. Entonces, todas las personas se compararon con este modelo; para los que no lo leyeron, las revistas *Cosmopolitan* y *Playboy* editaron un montón de instrucciones poco prácticas e improbables en las décadas de 1970 y 1980. Después, Oprah y el doctor Phil dedicaron dos décadas insufribles en las que instruyeron al público sobre lo que era correcto y normal en el coito (esto es lo que era incorrecto y anormal en el coito). Ahora, por supuesto, tenemos la pornografía para aportarnos imágenes no realistas de los cuerpos durante el coito.

La idea que transmite este libro es diferente. Vamos a ver el cuerpo como un vehículo para sintonizar con una pareja y vamos a ensalzar la tolerancia del cuerpo para el placer y la intensidad. Vamos a asegurarnos de que tu cuerpo responde a lo que se presenta durante las relaciones, en vez de tener reacciones medio traumáticas a viejas experiencias agravantes o dolorosas. Estas perspectivas son más importantes que «funcionar», que la belleza, el atletismo o la técnica. Además, no puedes ordenarle a tu cuerpo que funcione de cierta manera sólo por intentarlo con más intensidad.

Los tres aspectos juntos de la Inteligencia Sexual son los que hacen que fluya nuestro erotismo. *Apoyan* el funcionamiento sin poner a éste en el centro de mira de nuestro pensamiento o experiencia sexuales. Cuando las personas dicen que quieren que las relaciones sean más «íntimas», en realidad se están refiriendo a los aspectos de la Inteligencia Sexual como la autoaceptación, la confianza, las limitaciones positivas y el autoconocimiento (todo ello lo veremos con detenimiento en la segunda parte).

Lo que *no* está incluido en la Inteligencia Sexual son cosas como la resistencia física, mucha experiencia sexual, juventud y las técnicas perennes del misticismo oriental. Sí, aunque los medios y sus *sexpertos* digan que las cualidades físicas y las técnicas especiales son las que crean una «sexualidad increíble», no son la forma de crear las experiencias sexuales que *deseas*.

Veamos el caso de Josip y Renata.

¿Qué es lo que obtienes cuando se juntan dos abogados en un matrimonio?

La respuesta seria es: «Todo depende»; en el caso de Josip y Renata, había problemas. No podían desvincularse del enfoque de confrontación dentro de su relación.

Sería fácil culpar de esto a la profesión de ambos, pero no sería justo. Eran dos personas a las que les costaba confiar en alguien. Ser abogados sencillamente les permitía rentabilizar esas facetas deficitarias de su personalidad.

Cuando estaban en casa discutían mucho: peleas menores que de vez en cuando estallaban en gritos, acusaciones e insultos. Lamentaban hacer eso delante de los niños, intentaban comprender por qué habían perdido el control, se prometían esforzarse más y se preparaban para el siguiente asalto.

¿Por qué vinieron a verme? Querían tener más relaciones sexuales y disfrutarlas más.

Seguro que debes estar moviendo la cabeza pensando: «¿Cómo pretenden las personas disfrutar del sexo en estas condiciones?» Sin embargo, es bastante normal que personas que tienen una relación que dista mucho de ser perfecta pretendan tener una buena vida sexual. Por desgracia, en la vida no hay pausas, por lo que las personas no pueden huir de sus matrimonios (o de sus problemas emocionales) a la vez que intentan mejorar su vida sexual.

Puesto que Josip y Renata no dudaron en pelearse delante de mí, pronto me familiaricé con su dinámica. Hablaban de decepción y frustración en casa —porque él llegaba tarde a casa para cenar, porque ella estaba obsesionada por la seguridad de sus hijos—, y aunque intentaban hablar las cosas con calma, enseguida se acaloraban. Al cabo de uno o dos minutos, empezaban a discutir diciendo «siempre haces esto» y «nunca haces aquello».

Lo que realmente necesitábamos era el abecé de la psicoterapia de parejas que tanto odiaba Renata.

—No soy tonta ni voy a dejar que me sermoneen. Sé que es estar casada —dijo ella. Josip intentó tranquilizarla.

—Creo que estaría muy bien que nos entendiéramos mejor a nosotros mismos —respondió él—. Especialmente tú.

Y ahora ponte a ayudar a estas personas en su vida sexual.

Les expliqué que antes de hablar de orgasmos, caricias o posturas, teníamos que mejorar su capacidad para tolerar su convivencia. Estuvieron de acuerdo en que eso estaría «bien», aunque en realidad querían concentrarse más en el coito.

—Si hiciéramos más el amor, quizá no nos pelearíamos tanto —sugirió Josip.

—Sí —replicó Renata—. Después de que Josip ha tenido un orgasmo, es amable conmigo durante unas horas, a veces incluso durante un día o dos.

Al darme cuenta de que no iba a disuadirlos de sus ideas sobre el sexo y la relación de pareja, repliqué que los apoyaba en que tuvieran una vida sexual más placentera.

—Estoy seguro de que os ayudará aprender estas cinco cualidades:

- Aprender a consolaros a vosotros mismos cuando os sintáis frustrados.
- Dadle a vuestra pareja el beneficio de la duda.
- Cuando os sintáis heridos, reconoced que el problema está en la falta de información, no en el desinterés del otro.
- Imaginad la impresión que le vais a dar a vuestra pareja antes de decir algo.
- Esforzaos en comprender a vuestra pareja antes de intentar que ésta os entienda a vosotros.

—Estoy de acuerdo en que Josip ha de crecer —dijo sarcásticamente Renata—. Pero todo esto suena a psicoanálisis. Además, yo no necesito aprender estas cosas. Lo que necesito es que mi marido me dedique más tiempo y que no sea tan estúpido.

Josip intentó responder de forma positiva, pero en cuestión de minutos ambos se habían vuelto terriblemente sarcásticos, acusándose mutuamente de no intentar ser más atractivos. Cada cosa que decían ratificaba mi postura. Entonces tuve una idea.

—Muy bien, queréis un ejercicio sexual concreto. Esta semana en vuestra casa, me gustaría que hicierais el masaje manual que hay en este folleto* que os voy a dar. ¿Estáis de acuerdo?

—Por fin algo sobre el sexo —dijo Renata, cogiendo el folleto que les di. Lo leyó rápidamente y arrugó la nariz—. Habla tan sólo de las manos —replicó quejándose.

—Bueno, habla del cuerpo y del placer —respondí, familiarizado con ese tipo de respuesta tras habérselo entregado a un centenar de parejas en el transcurso de los años.

Me dijeron que lo harían.

A la semana siguiente me dijeron que no lo habían hecho.

—Ha estado peleándose conmigo casi toda la semana —dijo Josip.

---

* Véase la página 253.

—Incluida la vez que nos sentamos a hacer ese estúpido ejercicio —explicó Renata.

Yo no abrí la boca y durante unos momentos reinó el silencio en el consultorio.

—Muy bien, quizá deberíamos hablar más de cómo llevarnos bien —dijo ella suspirando.

Todavía estamos en ello.

Esta pareja sigue queriendo saber cuándo vamos a hablar sobre el sexo. Yo sigo concentrándome en su capacidad para confiar, ser pacientes, ejercitar la autodisciplina y que se vean como amigos; resumiendo, tratando de conseguir que la suya sea una relación donde la conexión sexual tenga algún sentido. Ése es un aspecto clave de la Inteligencia Sexual: mejorar la relación para mejorar la sexualidad. Algunas personas piensan que es al revés. Casi nunca lo es.

La Inteligencia Sexual como historia personal

Todos contamos historias sobre nuestra vida. No me estoy refiriendo a «¿Dónde te compraste ese coche?» o «¿Cuál es tu programa de televisión favorito?». *Siempre* estamos diciendo a los demás quiénes somos, siempre tenemos alguna historia que contar para explicarnos; historias a base de líneas generales, descripciones de lo que es importante para nosotros, sobre quiénes somos y sobre cómo hemos llegado a ser así.

En lo que a la sexualidad se refiere, también tenemos nuestra propia historia. Estas historias responden a preguntas fundamentales sobre nuestra identidad: ¿quién eres tú en lo que al sexo respecta? ¿Por qué? ¿Cómo has llegado a ser así? Aquí tienes algunas historias comunes sobre la sexualidad: *Yo soy/tengo/estoy...*

☐ miedo al sexo
☐ romántico/a
☐ poca libido
☐ siempre dispuesto a más

☐ impulsivo/a, me gusta arriesgarme
☐ siempre estoy caliente
☐ obsesionado por el sexo

- [ ] no muy bueno/a en el sexo
- [ ] recuperándome de mi última experiencia
- [ ] me dan miedo los hombres/mujeres
- [ ] me cuesta confiar
- [ ] interesado en hacer el amor, no en el «sexo»
- [ ] víctima de una violación en una cita o de explotación sexual en la infancia
- [ ] un adicto/a al sexo
- [ ] no tengo suerte con los hombres/mujeres
- [ ] bueno/a en la cama
- [ ] incapaz de comunicar mis necesidades
- [ ] no deseable sexualmente
- [ ] he terminado con el sexo
- [ ] el sexo me confunde
- [ ] no me puedo resistir a alguien que me sepa engatusar con palabras

Como principio organizativo para pensar sobre el sexo, la Inteligencia Sexual es una especie de historia: de competencia personal, de presencia, de conexión, de suficiencia, de agencia o de propiedad de tu propio cuerpo, de relajación (tanto si estás excitado como si no) y de aceptación (de las cosas tal como son en vez de cómo te imaginas o temes que sean).

La Inteligencia Sexual también es una historia sobre *no* preocuparse por lo que no es importante. Por supuesto, primero tendrás que decidir qué es eso para ti. Luego necesitarás la autodisciplina para pasar de ello, aunque sea valioso para otros y te parezca sentir su atracción.

Éstas son algunas de las cosas a las que mis pacientes prestan atención cuando tienen relaciones sexuales (o entre sus encuentros sexuales) y que interfieren en su placer sexual:

- El deseo y la habilidad para realizar *cualquiera* de las prácticas sexuales.
- Quien los ha herido antes.
- Sentir que pueden competir con todos los hombres o todas las mujeres, o con la anterior pareja o parejas de su pareja actual.
- La «distracciones» típicas (tareas por hacer, el sonido de la televisión en otra parte de la casa).

Trabajo con mis pacientes para que decidan que estas cosas no son importantes y les ayudo a desarrollar la autodisciplina que necesitan para ignorarlas. Muchas personas no se dan cuenta del papel que tiene la autodisciplina para crear una sexualidad placentera y disfrutar de ella. Quizá te imaginas un buen polvo como algo salvaje y despreocupado (que por supuesto puede ser así), y supones que es totalmente espontáneo y sin limitaciones. Pero eso es como imaginar que una comida agradable o un día bonito en el parque suceden sin preparación o concentración mental previas. Si alguna vez has ido a algún *bistrot/pub/*bar de moda y te has pasado la comida preocupándote por la situación de tu mesa, o has ido de picnic y te has empezado a obsesionar con la idea de que se te va a acabar la crema de protección solar, sabrás que concentrarte deliberadamente en lo que importa es una parte esencial para disfrutar de las actividades.

Lo mismo sucede con el sexo: para disfrutarlo has de estar mentalmente preparado/a, a la vez que has de saber a qué *no* has de prestarle atención.

De modo que la historia de la Inteligencia Sexual se basa en tu experiencia, no en la comparación de tu rendimiento, grado de deseo o fantasías con condicionamientos varios («masculino», «juvenil», «sexy», etc.). En lugar de pensar en si tu actuación es adecuada o si tus fantasías son normales, esta perspectiva te ayuda a evaluar tu sexualidad de acuerdo con tu placer, conexión con tu pareja y con tus valores.

La Inteligencia Sexual implica cambiar tu relación con tu sexualidad, no simplemente que tu cuerpo aprenda mejores técnicas. No se trata tanto de lo que haces, sino de quién *eres*, de lo que piensas, sientes, crees y deseas. Ésta es la razón por la que no encontrarás ningunas instrucciones en este libro sobre lencería, juguetes eróticos o posturas.

Potenciar la Inteligencia Sexual es la forma más segura y eficaz para potenciar tu experiencia sexual.

El concepto de Inteligencia Sexual ayuda a explicar por qué algunas personas están frustradas sexualmente, aunque no padezcan ninguna «disfunción» y su cuerpo funcione bien. Esto se debe a que el buen «funcionamiento» no garantiza la intimidad, la sintonía física y la relajación que hacen que la actividad sexual sea agradable.

La Inteligencia Sexual fomenta y facilita la autoaceptación, reduce el aislamiento y los secretos y mejora el resto de los aspectos de toda relación.

La visión de la Inteligencia Sexual no requiere que tu pareja cambie; de hecho, te ayuda a aceptarte a ti mismo/a y a aceptar a tu pareja, en vez de esperar que sea ésta la que cambie. Y este enfoque te ayudará a hacer frente a los cambios que tendrán lugar en el futuro en tu cuerpo, tu relación y tu salud.

SEGUNDA PARTE

COMPONENTES DE LA
INTELIGENCIA SEXUAL

4

Tu cerebro

Información y conocimiento

Jason me cayó bien nada más conocerle. Era un brillante estudiante de Harvard que ahora estaba cursando su último año en la Escuela de Ciencias Empresariales de Stanford. Tenía una juvenil, despeinada y rebelde mata de pelo castaño, y los cordones de sus zapatos eran de color púrpura, que rompían un poco con el convencional atuendo del resto de los alumnos de ciencias empresariales.

—A los veinticinco años soy un absoluto fracaso con las mujeres —me dijo.

—¿Por qué?

—No puedo confiar en mis erecciones, y a veces eyaculo demasiado deprisa.

—¿Con qué rapidez?

—Antes de que llegue la chica. ¿Sabes lo vergonzoso que es eso?

Cuando le pregunté a Jason dónde estaba el problema en lo que me acababa de contar, pensó que quizá no le había entendido bien, así que me lo contó de nuevo.

—Sí, te entiendo —le dije—. Pero ¿por qué es un problema que no consigas la erección cuando lo deseas, y que acabes antes de lo que te gustaría?

—No sé cómo era en tus tiempos —empezó a decirme, medio en broma, medio enfadado—, pero hoy en día las chicas esperan ciertas cosas cuando se acuestan con un chico. Y una de ellas es que las follen bien. Y eso incluye llegar al orgasmo.

—Intimida el modo en que lo dices —le dije amablemente—. ¿Es así como te sientes?

—Sí y no —respondió—. No me siento muy seguro, pero parece una expectativa razonable para una mujer, ¿no te parece?

—Depende de los detalles —le dije—. Si es porque ella prefiere ciertas cosas, está bien. Si es porque no sabe cómo pasárselo bien sin esas cosas, entonces os está predisponiendo a los dos al fracaso.

Esto no era exactamente lo que él esperaba.

—Quizá no puedas ayudarme —me dijo desafiante—. Quizá no entiendes a los hombres o mujeres jóvenes.

Ésa fue mi oportunidad para decir una estupidez. Pero no lo hice.

—Jason, estoy seguro de que hay cosas que no entiendo. Y quiero que tú te conozcas mejor, para que yo pueda entender exactamente lo que significan esas cosas para ti. —Dicho esto proseguí—. Hay algunas cosas en tu situación que creo que entiendo. Y quizá podría ayudarte a entenderlas mejor.

—Muy bien, adelante —dijo Jason.

—En primer lugar, creo que estás generalizando demasiado sobre lo que quieren las mujeres. Creo que estás describiendo detalladamente a ciertas mujeres que has conocido, y no me cabe duda que también a muchas otras, pero ni siquiera son una mayoría, mucho menos todas las mujeres. En segundo lugar, la mayoría de los orgasmos femeninos suelen ser clitorianos, no por estimulación vaginal. De modo que la penetración, por placentera que resulte, no suele ser lo que las conduce al clímax. En tercer lugar, la ansiedad por conseguir una buena erección dificulta que la consigas o que la mantengas. Y que eyacules más rápido se debe a la ansiedad, no al placer o la estimulación..

Antes de que pudiera responder, añadí:

—Y esto no son opiniones mías, sino hechos.

»Ahora bien, entiendo que la penetración tiene un significado simbólico para muchos hombres y mujeres —proseguí—. Y comprendo que no te sientas bien si no puedes tener o transmitir ese significado simbólico de la forma que tú deseas, de la forma que consideras necesaria. Pero separemos el valor práctico del sentido simbólico, y aceptémoslos como un hecho.

»Tú crees que has de tener una erección rápida y duradera y que tienes que conseguir que la mujer llegue al orgasmo a través de la penetración. Y crees que no eres muy bueno en esa labor, ¿cierto?

Asintió con la cabeza.

—En lugar de intentar arreglar tu pene, te propongo que le des un descanso y que cambies otras dos cosas: tu forma de ver la sexualidad y la forma en que eliges a tus parejas sexuales.

El joven parecía escéptico, pero escuchaba atentamente.

—Vamos a reducir la presión antes, durante y después del coito. Eso no sólo ampliará tu capacidad para conseguir y mantener una erección, sino que te ayudará a disfrutar del sexo, pase lo que pase.

—¿Y qué pasa con la decepción de mi pareja? —preguntó.

—Volvamos a mis dos primeros puntos, Jason —le recordé—. En primer lugar, busca mujeres a las que les gustes tal como eres, conócelas, habla de sexo con ellas antes de hacerlo. Segundo, ten presente que, aunque muchas de ellas puedan querer penetración, para la mayoría no es un requisito indispensable. Si quieres saber los requisitos concretos de una mujer, pregúntaselos. Puedo decirte por experiencia profesional y personal que el requisito más común que pide una mujer durante la cópula es que el hombre esté presente emocionalmente. Y si estamos hablando de su satisfacción física, a la mayoría de las mujeres les gusta el coito, pero es más probable que el principal requisito sea una mano, una boca o un vibrador en su clítoris.

Mientras reflexionaba sobre este cambio trascendental en su forma de contemplar la sexualidad, le dije una cosa más.

—Jason, aprovéchate de mis conocimientos.

Así lo hizo. Y al cabo de unas pocas sesiones más, estaba disfrutando mucho más del sexo y se despidió de mí agradecido.

Tener buena información es esencial para tomar buenas decisiones. Sin embargo, la extraña ambivalencia cultural estadounidense sobre la sexualidad mezcla la información con el cotilleo, las opiniones, las supersticiones y las mentiras evidentes, y por lo tanto es difícil saber en qué creer. Además, a muchas personas la sexualidad les provoca tanta ansiedad que tienen problemas en utilizar información adecuada para tomar decisiones. Con ello me refiero a cosas como los métodos anticonceptivos y la esterilización, el sexo oral y anal, las fantasías y la masturbación.

Veamos cierta información que puede ayudarte a crear experiencias sexuales que proporcionan placer, te acercan a tu pareja y encajan con tus valores.

Anatomía y fisiología

Cuando me formaba como sexólogo (en alguna fecha entre la invención de la rueda y la invención de Internet), aprendí sobre las zonas sexuales del cuerpo: «las zonas erógenas». Ya sabes, los genitales, la boca, los pezones, el ano y las orejas. Algunos liberales también añadirían los muslos, los glúteos y el cuello.

Pero al final me di cuenta de que esta idea es *muy* incorrecta. La mera idea de dividir el cuerpo en zonas sexuales y no sexuales desalienta la experimentación erótica, da demasiada importancia al orgasmo y fomenta la Ansiedad por la Normalidad. Y no refleja esta experiencia común: aunque algunas partes del cuerpo para algunas personas sean muy sensibles bajo ciertas condiciones, esas mismas partes en otra persona, en un entorno físicamente incómodo, cuando no te has duchado, estás enfadado o no te sientes a gusto, no tendrán la menor sensibilidad; por lo que, en esos momentos, no serán zonas sexuales.

Por otra parte, puede que hayas tenido la experiencia de estar tan excitado/a que todo tu cuerpo se ha convertido en un gran órgano sexual. Durante esos benditos momentos, no hay parte de tu cuerpo que no sea sexual.

No hay *ninguna* parte de tu cuerpo que no pueda tener una carga erótica. Mientras lees esto, hay alguien que en algún lugar está haciendo el amor con su codo, rodilla, pie, pelo, *respiración*.

Ahora que soy algo más sabio que en 1978, puedo decir que no existen zonas erógenas, porque no hay zonas no-erógenas. A esto lo llamaremos el enfoque de la Anatomía de Guerrilla: no hay partes sexuales en el cuerpo. Está el cuerpo. Está la energía erótica. El primero experimenta y expresa lo segundo. Enjabonar, aclarar, repetir.

Si existe alguna excepción a este proceso es el clítoris, el único órgano del cuerpo humano cuya única función es el placer. ¿Sabías que la mayoría de las mujeres sólo llegan al clímax cuando estimulan esta pequeña perla (con la mano, con la lengua, con un vibrador, un cojín, un chorro de agua o un sándwich de pavo)? Un pene que entra y sale de la vagina generalmente se salta el clítoris; puesto que no importa cuántas veces lo haga, puede estar a años luz de su objetivo. Y si llevas la cuenta en casa:

Clítoris + los labios adyacentes (labia) +
abertura vaginal = vulva

Para la mayoría de las mujeres que quieren llegar al orgasmo, su mejor opción es la vulva, no la vagina.

Entonces, ¿por qué tanto alboroto por las sagradas «zonas erógenas», los genitales? Hay dos razones:

1. Los genitales son el equipo que utilizamos para crear un bebé. Son el componente del Milagro de la Vida (que la mayoría de las personas intentan evitar casi todas las veces que mantienen relaciones sexuales a lo largo de su vida).
2. Los genitales poseen esta capacidad hidráulica refrescante: cuando el cerebro experimenta estímulos que codifica como sexuales (una imagen, un olor, un recuerdo, un roce, una emoción, lo que sea), envía un mensaje a través de la columna hasta la pelvis, donde los nervios instruyen a los vasos sanguíneos para que se abran

y permitan un pequeño maremoto. Cuando el tejido del pene o de la vulva recibe el suministro, el órgano se agranda y se vuelve más sensible.

El ciclo de respuesta sexual

Éste es el origen del modelo mental que tienen la mayor parte de las personas sobre el sexo. Comprender esto te ayudará a darte cuenta de los límites con los que conceptualizas la función sexual de tu cuerpo y el valor de la Inteligencia Sexual, que es una forma totalmente distinta de pensar sobre ella.

En la década de 1960, William Masters y Virginia Johnson estudiaron el funcionamiento del cuerpo durante la relación sexual, lo que nunca se había hecho antes sistemáticamente. (Ahora puedes soltar tu chiste favorito sobre tu prima Vinnie, que estudió este tema durante años en varios coches por todo Brooklyn.)

Cientos de parejas tuvieron relaciones sexuales en un laboratorio de San Luis, mientras personal especializado les tomaba las constantes vitales de temperatura, pulso, dilatación pupilar, etc. Masters y Johnson introdujeron esta información en forma de gráficos, que ahora forman parte de la formación clásica de los sexólogos. Conceptualizaron la experiencia de sus sujetos en un modelo al que denominaron ciclo de respuesta sexual (página siguiente).*

La finalidad del modelo es resumir y describir cómo responden los cuerpos «normales» a los estímulos «normales». En una época en que la televisión no podía mostrar escenas de personas casadas charlando o leyendo en la cama, ni Johnny Carson podía decir la palabra *embarazada* cuando estaba en directo, la investigación de Masters y Johnson, y sus resultados, fueron revolucionarios.

---

* Los orgasmos múltiples que experimentan algunas mujeres se pueden observar fácilmente en este diagrama. Son como una serie de olas que alternan entre el orgasmo y el valle sin llegar a descender hasta la resolución.

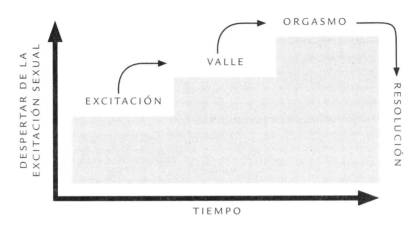

Ciclo de respuesta sexual de Masters y Johnson

A principios de la década de 1960, la ciencia y las máquinas eran las metáforas dominantes que utilizaban los estadounidenses en el arte, los anuncios, la educación, los deportes y la salud. De modo que así es como Masters y Johnson contemplaron los cuerpos humanos, como máquinas que se esperaba que funcionaran de ciertas formas predecibles. Los cuerpos que no actuaban de una forma predecible tenían una patología que requería atención. En ese histórico momento, se crearon la «normalidad» sexual y la terapia sexual. Desde entonces han estado emparentadas.

Está bien conocer la conducta típica de la mayoría de los cuerpos. No está bien pensar que así es como ha de comportarse siempre tu cuerpo y, que si no lo hace, es porque te pasa algo. Y es destructivo pensar que tu cuerpo ha de comportarse de cierta forma para que puedas gozar del sexo.

Imaginar y crear el ciclo de respuesta sexual fue un gran logro, y Masters y Johnson tuvieron que soportar aislamiento profesional, control estatal y amenazas de muerte como recompensa. Dicho esto, el modelo tiene algunas limitaciones:

- No hace referencia al deseo o a cómo puede éste afectar a las reacciones corporales.

- Da por hecho que el mismo estímulo físico conducirá siempre a los mismos resultados.
- No tiene en cuenta la realidad de que los mismos estímulos o actividad físicos se pueden sentir de modos distintos en distintas ocasiones.
- No se cuestiona el aspecto cultural, y, sin embargo, no menciona explícitamente que las experiencias de los sujetos del laboratorio —y del resto de nosotros— estaban bajo la influencia de la cultura.
- No tiene en cuenta la espiritualidad y otras experiencias subjetivas.
- Da por hecho que el orgasmo es la conclusión de los actos sexuales.

Desde el desarrollo del modelo, varios profesionales han propuesto revisiones y otros modelos de funcionamiento sexual. Cada uno de ellos menciona algunas de estas críticas. Sin embargo, el modelo de Masters y Johnson todavía está tan presente en nuestra cultura que la gente se olvida de que sólo se trata de un modelo. No es una descripción exacta de las experiencias de todas las personas. Por ejemplo, cuando los hombres se van haciendo mayores, muchos no llegan al clímax con su pareja, pero siguen disfrutando del sexo. Asimismo, algunas mujeres sólo llegan al clímax a través de la estimulación psicológica. El modelo de Masters y Johnson no encaja en ninguno de estos casos.

Por último, es importante recordar que la sexualidad rara vez es un aumento continuado de deseo, despertar de la excitación, excitación y orgasmo. Para la mayoría de las personas, la excitación va y viene durante el acto sexual, lo que puede deberse a distracción externa, diálogo interno, necesidad de orinar, ganas de hablar, de reírse o descansar, o a los ritmos naturales de sus cuerpos. Contemplar este ir y venir natural como un problema o una disfunción no es realista y a menudo es una fuente de problemas.

Una advertencia sobre el orgasmo

Es el postre, no el plato principal.

Vale, siento decepcionarte. Pero convertir el orgasmo en el objetivo del coito es un problema por un par de razones:

* Hace que sea más difícil llegar a él.
* Devalúa todas las actividades sexuales que no conducen al orgasmo.

¿Cuánto suele durar el orgasmo? ¿Dos, cinco o diez segundos? Y el coito desde que empiezas a sacarte la ropa hasta que dices «Ha estado bien» y vas a buscar tu BlackBerry, ¿unos diez, veinte o treinta minutos? Eso significa que el orgasmo supone el 1 por ciento o menos de todo el tiempo total que dura el acto sexual. Hacer que ese 1 por ciento se convierta en el centro de todo el ejercicio me parece bastante absurdo. Realmente, no merece la pena el esfuerzo.

Algunas personas encuentran el sexo un poco aburrido y esperan que un orgasmo fabuloso las redima de esa experiencia. Eso es como comer en un restaurante con sillas incómodas, un mal servicio y una comida mediocre, con la esperanza de que el postre sea tan bueno que hará que toda esa frustrante experiencia haya valido la pena.

Bueno, ni se ha inventado un postre que sea tan bueno, ni se ha inventado un orgasmo tan bueno. Si la relación sexual hace que te sientas solo/a, te da dolor de cabeza, te confunde respecto a lo que siente tu pareja, te resulta doloroso físicamente o está cargado de excusas y elusiones, no hay orgasmo en el mundo que pueda compensar todo eso.

Bajo esas condiciones, también es probable que dejes de tener orgasmos.

¿Quieres un modelo mejor? Haz las cosas que te gustan cuando haces el amor. Excítate, complácete a ti mismo y a tu pareja. Incluye el orgasmo si lo deseas. Pero ten una sexualidad tan placentera que incluso si no llegas al clímax, sientas que ha valido la pena.

Cómo tener un hijo,
tanto si lo deseas como si no

Es difícil relajarse, lograr intimidad y disfrutar del sexo cuando estás preocupada/o por tener un embarazo no deseado. Y a pesar de las clases de salud en el instituto, muchos todavía no estamos muy seguros de cómo se hacen los niños o cómo se evitan.

Para que una mujer se quede embarazada hacen falta tres cosas: un óvulo, un esperma y un lugar donde éstos puedan alojarse durante nueve meses una vez que se han encontrado. Los tres tienen una vida limitada.

Cada mes, en los días fértiles de la mujer (aproximadamente entre los 13 y los 50 años), uno de sus ovarios libera un óvulo («ovulación»). En esos días la posibilidad de embarazo es mayor. Si ese óvulo entra en contacto con esperma fresco, esa pareja podría implantarse en alguna parte (el «útero»), convertirse en un feto, y finalmente quizá llegar a nacer como un bebé.

Aquí está la regla matemática: el esperma puede sobrevivir durante cinco días hasta la llegada del óvulo. Un óvulo puede sobrevivir uno o dos días hasta la llegada del esperma. De modo que una mujer se puede quedar embarazada durante 2 + 5 días. Añadamos a esto un par de días más al comienzo y al final de cada ciclo por seguridad, y eso significa que *cada mes*, tu pareja y tú sois vulnerables durante unos once días. *Puedes quedarte embarazada si practicas la penetración sin protección durante esos once días.*

Es fácil saber cuándo se inyecta en la vagina una dosis de esperma fresco. La pregunta es: ¿cuándo está disponible el óvulo para formar equipo con uno de esos espermatozoides? La respuesta aproximada es: hacia la mitad del período entre los ciclos menstruales (eso es lo que regula las paredes del útero, donde se ha de implantar y crecer el óvulo).

En un ciclo menstrual clásico de 28 días, esto corresponde a la segunda semana y al principio de la tercera, al final del ciclo menstrual mensual. Sin embargo, pocos ciclos suelen ser exactos, y éstos pueden verse alterados por enfermedades, estrés, crianza, feromonas, cambios súbitos en la dieta o en los patrones de sueño, y por otras causas.

Sólo si puedes predecir con exactitud cuándo ovulas tú o tu pareja, puedes conseguir un gran método anticonceptivo; *si* estáis absoluta, positiva e indiscutiblemente seguros de que queréis tener relaciones sexuales durante esa ventana abierta de posibilidad de embarazo. Una mujer puede calcular (pero *sólo* calcular) cuándo va a ovular contando diez días desde el inicio de su última menstruación, pero esto no es muy científico. Las personas que confían en estos cálculos no científicos para el control de la natalidad lo denominan el «método rítmico». El término técnico para estos jugadores de apuestas es «padres»; el 25 por ciento de las parejas que utilizan este método terminan con un embarazo en el transcurso de un año típico. En el siglo XXI, asumir cada mes este riesgo es totalmente innecesario y moralmente irresponsable.

Algunas personas denominan a este proceso el «milagro de la vida». En realidad no es un milagro, sino simplemente ciencia. Si no quieres utilizar verdaderos métodos anticonceptivos, memoriza y utiliza estos sencillos hechos. Aquí tienes un gráfico que repite lo que acabo de describir:

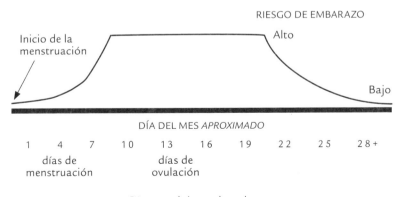

Cómo es el riesgo de embarazo

Anticoncepción: ¿por qué es especial?

Para casi todo el mundo, un embarazo no deseado es *la* única cosa grave que puede suceder en una relación sexual consentida por ambas partes. Por lo tanto, una buena anticoncepción forma parte de la Inteligencia Sexual. Cuando ya te has encargado de eso, puedes hacer lo que te dé la gana sexualmente; pero hasta que no lo hagas, la penetración puede tener consecuencias terribles. Ésa no es forma de vivir, ni de hacer el amor. Cuando nada puede ir mal durante el coito, puedes disfrutarlo de una manera muy especial. Cuando una relación sexual puede terminar en un embarazo no deseado ¿cómo puede relajarse y disfrutar una persona razonable?

Para reducir tanto la ansiedad por nuestra actuación en la cama como por la normalidad, hemos de conseguir que el coito sea inofensivo y carente de sentido. (Si carece de sentido, no has de tener miedo al «fracaso».) Esta visión te libera para que puedas crear experiencias sexuales profundas, íntimas y significativas personalmente; lo único que hace falta es que tu pareja y tú organicéis vuestras actitudes y conductas para que no importe realmente lo que suceda durante el coito, siempre y cuando lo disfrutéis los dos.

Me parece increíble la visión irresponsable de la anticoncepción que tienen muchas personas que son sensatas en otros aspectos de su vida.

Cuando les pregunto a mis pacientes sobre este tema, un número sorprendentemente elevado dice: «No estamos intentando tener un hijo, pero si pasa, pasa». La mayoría de las personas no adoptarían esta actitud ni siquiera para comprar —o no comprar— una tostadora. Pero, aparentemente, así es como piensan muchas personas respecto a la decisión más importante que puede tomar un ser humano.

Después de treinta y tres años en el campo de la sexología, probablemente habré escuchado casi todas las razones que supuestamente explican por qué las personas no son coherentes con la anticoncepción, como:

- «La píldora me hace engordar.»
- «La píldora es peligrosa.»

- «Tengo la intuición de que no soy (o somos) fértil(es).»
- «Hay métodos que anulan la espontaneidad.»
- «Me agobia tanta planificación.»
- «No siento (o ella no siente) nada con un preservativo.»
- «Tengo miedo de perder la erección si me pongo un preservativo.»
- «No hemos utilizado ningún control de la natalidad regularmente durante años, y hasta ahora no ha sucedido nada.»
- «Una mujer que planifica una relación sexual es una puta.»
- «No quiero tener más hijos, pero ¿y si me esterilizo y mis hijos mueren en algún accidente? ¿O si se muere mi pareja y mi siguiente pareja quiere tener hijos?»
- «No nos ponemos de acuerdo en si queremos o no queremos tener un hijo (u otro hijo), y no quiero discutir cada vez que tenemos relaciones sexuales.»
- «Soy cristiano/a y no estoy seguro/a de si la anticoncepción es correcta.»
- «Quizá seamos las personas inteligentes o que estamos en buena situación económica las que debamos tener hijos.»
- «He oído que no te puedes quedar embarazada la primera vez que lo haces (o si lo haces de pie, o si no llegas al orgasmo, o si la chica se pone encima, o si te duchas después de hacerlo, o si el chico se retira a tiempo).»

Entiendo que hablar de la anticoncepción pueda incitar a conversaciones que no desearías tener sobre temas como:

- El futuro de la relación.
- La calidad de tu vida sexual.
- El hecho de que os seáis fieles sexualmente y cómo lo definís.
- El conflicto sobre si vais a tener un hijo (u otro hijo).
- Dónde puede que estéis viviendo dentro de cinco años.
- La cuestión todavía por decidir de si uno de los dos volverá a trabajar.

Ésta es la razón por la que la anticoncepción es algo más que una actividad técnica; puede ser la intersección entre una serie de temas emocionales y la relación. Cuando no has aclarado los principios y el futuro de una relación, evitar el control de la natalidad puede suponer una forma de evitar otras cosas. El problema es que el precio de evitar esto puede ser un embarazo no deseado.

Hay un método anticonceptivo para cada persona, aunque cada método tenga sus inconvenientes. Algunas personas dicen: «No quiero ninguno de los inconvenientes asociados a *cualquiera* de los métodos, por lo tanto, no vamos a usar nada». Si las personas necesitaran algún tipo de permiso para tener relaciones sexuales, esa forma de pensar sería exactamente la que descalificaría para conseguirlo. Expresar tu sexualidad de una forma segura, divertida y que mejore tu vida es todo un privilegio. Exponerte a una situación que puede cambiar tu vida con consecuencias no deseadas es tratar la sexualidad —y a ti mismo— con una terrible falta de respeto.

¿Realizar el acto sexual? ¿Fertilidad? ¿No estáis del todo seguros de que queréis un embarazo? Para conseguir más de lo que deseáis del sexo, utilizad métodos anticonceptivos.*

No nos olvidemos de la píldora del día después

Ahora tenemos un invento alucinante: la anticoncepción de emergencia (AE). La mujer puede tomar una dosis alta cuidadosamente calculada de píldoras anticonceptivas, hasta cinco días (según la marca) después de ha-

---

* Para más información sobre la eficacia y los efectos secundarios de los métodos anticonceptivos, véanse páginas como «Women's Health» en http://womenshealth.about.com/cs/birthcontrol/a/effectivenessbc.htm o «Comparing Effectiveness of Birth Control Methods» en http//www.plannedparenthood.org/health-topics/birth-control/birth-control-effectiveness-chart-22710.htm. Cuando busques los medios para el control de la natalidad, consejo o información, asegúrate de que tratas con una organización que apoya sinceramente la disponibilidad y el uso de los métodos anticonceptivos. No todas las organizaciones que dicen dar «consejo» o «información» lo hacen, ni siempre son del todo honestas.

ber tenido relaciones sexuales sin protección, lo que evitará que se quede embarazada. *No es una píldora abortiva* (eso es otro medicamento, RU486), y no provocará un aborto o afectará a un embrión que haya sido fecundado y que ya esté implantado en la pared uterina. Sencillamente previene el embarazo. Cualquiera que diga lo contrario simplemente está manifestando su opinión basándose en algo que no es científico.

Cualquier mujer que tenga más de 17 años puede conseguir AE sin receta. Es un fármaco que tiene una fecha de caducidad larga. De modo que si eres fértil y no te quieres quedar embarazada ahora, deberías ir a comprar unas cuantas en tu farmacia esta semana. Tenla a mano por si tu método habitual falla (por si se rompe un preservativo o por si tu perro se ha comido tus píldoras anticonceptivas), así puedes protegerte y proteger a tu pareja inmediatamente. Si no las usas en tres años, tíralas y compra otras. Simplemente tenlas a mano por si acaso, como si fuera una pasta de dientes, vinagre balsámico o pilas AA.

Cuando haga más de un año que has dejado de menstruar, ya puedes dejar de comprar la píldora del día después. Si no la has usado nunca, habrá sido una buena inversión, un dólar al mes por un seguro de vida muy eficaz. Si la has necesitado, ha sido como cobrar una indemnización de un millón de dólares. Para más información sobre este moderno medicamento, véase la web de Emergency Contraception (http://ec.princeton.edu/questions/index.html).

Enfermedades de transmisión sexual (ETS)

Luego tenemos las ETS. Cuando yo era joven se llamaban enfermedades venéreas. Pensábamos que «venéreo» era el término latino que significaba «sucio, inmoral y vergonzoso».

Para muchas personas, una ETS es el fin del mundo. Una vez que se las han diagnosticado, se sienten sucias, avergonzadas y hundidas. Se preguntan si alguien volverá a querer acostarse con ellas o si serán capaces de volver a disfrutar del sexo. Ni se les pasa por la cabeza la idea de contárselo a alguien.

En el supuesto de que estés en tratamiento, éstas son las peores consecuencias con las que se encuentran la mayoría de las personas en el caso de
que padezcan alguna ETS (salvo el VIH): vergüenza, sentirse estigmatiza-
das, aislamiento. Y algunas relaciones largas pueden verse perjudicadas a
raíz de la revelación (o sospecha) de infidelidad que acompaña al diagnós-
tico de una ETS (que también es la razón por la que muchas personas
ocultan este hecho a su pareja).

La medicina moderna hace posible que podamos afrontar una ETS
del mismo modo al que nos enfrentamos a otras condiciones médicas.
Las infecciones bacterianas como la sífilis se curan con una sencilla medicación. Las infecciones virales como los herpes no tienen cura, pero se
pueden controlar con una medicación sencilla y algunas modificaciones
en el estilo de vida en lo que respecta a la dieta y al estrés. Una ETS puede provocar infertilidad a una minoría, pero, una vez más, un tratamiento a tiempo puede evitarlo.

Resumiendo, las consecuencias de por vida de un embarazo no deseado son, sin duda, mucho peores que contraer una ETS.

Algunas personas se preocupan mucho por las ETS, y utilizan preservativos o evitan el sexo genital o los fluidos sexuales. Eso es fantástico;
pero quiero que esas personas disfruten de su sexualidad, no que simplemente teman el desastre. Hay muchas más personas que *dicen* que tienen
miedo de contraer una infección, pero no hacen mucho por remediarlo.
Algunas de ellas dicen que disfrutan del sexo; otras están demasiado
preocupadas como para disfrutar de él.

De hecho, evitar una ETS implica hablar con tu(s) pareja(s) sexual(es).
Puede resultar desagradable, pero antes de que llegues a eso, veamos dos
cosas que puedes hacer que no requieren ninguna conversación embara-
zosa:

- Familiarízate con los síntomas externos de las ETS* más comunes.
- Revisa informalmente a tu pareja por si tiene alguno de estos sínto-

---

* Véanse imágenes de ETS en http://www.avert.org/std-pictures.htm (o Google «STI symp-
toms pictures»).

mas, especialmente una pareja nueva o alguna que haga tiempo que no ves. Ducharse juntos es una buena forma de hacerlo. También lo es jugar a recorrer los muslos, el vientre y las nalgas de tu pareja, con la luz suficiente como para ver con qué estás jugando.

Pero muy pocas, muy pocas personas lo hacen. Las personas no quieren pensar en las ETS. Entonces, ¿por qué no se «protegen»? ¿Y qué quiere decir «protección», científicamente?

- Limitar el número de parejas sexuales.
- Examinarse periódicamente (y saber lo que estás buscando).
- Examinar a tus parejas (y saber lo que estás buscando).
- Practicar actos sexuales no genitales o sin contacto de fluidos.
- Utilizar preservativos para las prácticas sexuales genitales o con contacto de fluidos.

Muy pocas personas siguen estas prácticas con entusiasmo. A lo máximo que llegan muchas con una nueva pareja es: «Bueno, probablemente deberíamos hablar, ya sabes, de las enfermedades. No tengo nada que necesites saber. ¿Y tú? ¿No? Fantástico, procedamos sin preocuparnos».

Sé que muchos hombres y mujeres, solteros y monógamos, piensan en las ETS, pero, en general, del mismo modo en que los californianos pensamos en los terremotos: «Espero que no haya un desastre, sé que he de tomar precauciones, pero es demasiada molestia, y si sucede, ya me las arreglaré».

Entonces, ¿por qué la gente no hace nada para paliar su angustia o su preocupación racional sobre las ETS?

- ¿A quién le gusta reconocer ante su pareja su anterior vida (sexual)?
- ¿A quién le gusta reconocer ante su pareja su actual vida (sexual) con otras personas?
- ¿A quién le gusta decir la verdad sobre su anterior o actual vida sexual?

- ¿Quién quiere comprometerse a usar preservativos a largo plazo?

A los 50 años, un cuarto de la población de Estados Unidos da positivo en el test del virus del herpes genital. Cada año, más de un millón de personas se contagian de clamidia, la ETS más común en el país. Si tienes alguna de estas ETS, u otras, no estás solo/a. Ni estás sucio/a ni fuera de servicio. Pero tendrás que seguir tratamiento y aprender a hablar de ello.

Puesto que hay personas que mueren de enfermedades asociadas al VIH, no podemos decir que el estigma y el aislamiento sean sus peores consecuencias. Pero los factores de riesgo de contraer VIH son bien conocidos, y estadísticamente, la mayoría de los heterosexuales estadounidenses no están expuestos a él. Las personas hetero y homosexuales que no son monógamas pueden protegerse del VIH tomando decisiones sensatas respecto al sexo y al estilo de vida.

Éstas son mis recomendaciones:

- Reconsiderar las ventajas de ser realmente sincero con tu(s) pareja(s) sexual(es). Los beneficios van mucho más allá de reducir el riesgo de contraer una ETS.
- Decide si tus hábitos sexuales —presentes o pasados— han podido exponerte a contraer VIH/sida. (Esto incluye los hábitos de tu pareja, ¿entendido?) Si es así, hazte una prueba (en la mayoría de las comunidades de Estados Unidos es gratis y confidencial) este mes, y plantéate si quieres seguir arriesgándote de ese modo.
- Adquiere la rutina de hacerte análisis de sangre rutinarios para las ETS más comunes. Informa a tu(s) pareja(s) de los resultados, aunque sean negativos (lo que le[s] servirá de motivación para hacer lo mismo).
- Aprende a conseguir más placer durante el coito cuando estés usando preservativos (sí, hay trucos).*

---

* Para empezar, usa el tamaño correcto; compra unas cuantas marcas diferentes y compáralas. Asegúrate de que tu pareja y tú os estáis tocando o besando cuando el hombre se pone el preservativo. Antes de poner el preservativo, poned unas gotitas de lubricante con base de agua

- Si eres fértil, plantéate seriamente el control de la natalidad. Es *mucho* más importante que las ETS.

Marte y Venus... ¿o la Tierra?

El último componente de este conocimiento implica desafiar las ideas convencionales sobre las mujeres y los hombres.

Aunque todos hayamos oído la expresión «el sexo opuesto», yo prefiero «el otro sexo». Al fin y al cabo, hombres y mujeres no son opuestos. De hecho, no hay nada en esta Tierra que se parezca más a un hombre que una mujer. ¿Qué se parece más a un hombre, un pez, una piña, una barca de remos, un suéter, una cinta de audio o un vaso de limonada recién hecha? No. Lo que más se parece a un hombre es una mujer. Y lo que más se parece a una mujer es un hombre.

La idea de que hombres y mujeres se comunican de formas totalmente distintas puede encerrar algo de verdad, pero lo más importante es la visión general: sexualmente, hombres y mujeres quieren las mismas cosas, les preocupan las mismas cosas y se comunican de la misma manera. Tanto a los hombres como a las mujeres les avergüenza tener herpes, les da vergüenza pedir que les pongan un dedo en el ano, y decir «Oh, hazlo más fuerte» o «Por favor, hazlo más despacio» o «Vamos a lavarnos los dientes primero».

Recordemos que hay unos 2.000 millones de hombres adultos y otros tantos de mujeres sobre esta Tierra (y a finales de diciembre, parece que se hayan reunido todos en el centro comercial). Eso hace que las «mujeres» y los «hombres» de la actualidad sean las dos clasificaciones más importantes que hay en el mundo. Si confías en esas clasi-

---

dentro y fuera de él (para favorecer la transmisión de calor y de presión; o, en otras palabras, de sensación). De vez en cuando, tú o tu pareja debéis aseguraros de que el preservativo sigue bien colocado ajustado a la base del pene —una magnífica oportunidad para acariciar el tan olvidado escroto («pelotas», «huevos»)—. Para más trucos, véase un libro o vídeo de sexo para adultos.

ficaciones para comprender a tu pareja o a ti mismo/a, te vas a perder muchas cosas.

¿Hay algo seguro en lo que puedas confiar cuando haces el amor con un hombre o con una mujer? Bueno, todo el mundo necesita oxígeno para respirar, tarde o temprano todo el mundo ha de ir a orinar, y todos tenemos un umbral del dolor. Por supuesto, las necesidades de cada persona en cada uno de estos aspectos son muy diversas.

Aquí tienes algunas de las otras cosas que son *casi* seguras: lo que más desean las personas es sentirse especiales, atractivas y que son buenas amantes. Puedes hacer suposiciones respecto a esto, pero presta atención si tu pareja no es una de esas personas de «lo que más».

¿Y tú? Conócete a ti mismo; no te clasifiques, ni dejes que tu pareja lo haga. Cuando ella te diga: «Eso es típico de hombres», dile la verdad: «Lo hago porque soy yo». Si no te paras a preguntar cuando te pierdes no es porque eres hombre, sino porque eres tonto. Y una mujer que se pasa el tiempo en las zapaterías, no es porque sea una mujer, es porque es irresponsable.

La idea de Marte y Venus, de que los hombres y las mujeres son criaturas radicalmente diferentes, se interpone en nuestras relaciones, haciendo que nos resulte difícil confiar y disfrutar de ellas. ¿Cómo pueden las personas esperar tener una relación significativa si creen que pertenecen a planetas distintos?

Vale, si los hombres y las mujeres se parecen tanto, ¿por qué tantas personas creen que el «sexo opuesto» es un problema? Creo que es un error comprensible de distancia y de enfoque. Si le preguntas a un gay qué es lo que le vuelve loco, te responderá suspirando: «Los hombres». Si le preguntas a una lesbiana qué es lo que la vuelve loca, fruncirá el ceño y responderá: «Las mujeres». Eso se debe a que es el sexo de las personas con las que tienen relaciones sexuales lo que les vuelve locos. Ya sabemos cómo piensan las personas heterosexuales respecto a este problema: el otro sexo.

La mayoría de las personas hemos tenido experiencias negativas cuando hemos salido con alguien, y la mayoría nos hemos hartado en algún momento de nuestro ser querido. Asignamos una serie de características negativas a estas personas que amamos, en las que confiamos, que idealizamos y que nos han decepcionado: son egoístas, impulsivas, mandonas, pasivas, no puedes confiar en ellas, son manipuladoras y no saben escuchar. Y puesto que la mayoría de las personas son heterosexuales, esta fórmula se ciñe a: hombres y mujeres son «opuestos» y siempre se desilusionan mutuamente. Pero creo que lo que realmente quieren decir las personas es esto: «¡Es difícil tener una relación íntima! ¡Mi pareja no es perfecta, pero siempre exige!»

A continuación relato una historia sobre lo que sucede cuando tomamos decisiones conyugales y sexuales basándonos en un «conocimiento» que no es real, pero que insistes en que lo es. Esto es justo lo contrario a la Inteligencia Sexual.

William y Hong se criaron en Vietnam, y los dos todavía tenían a sus padres allí. Antes de conocerse, ambos habían emigrado a San Francisco para ir a la universidad, se quedaron e hicieron sus vidas por separado. Al final se conocieron, y aunque no fue exactamente un matrimonio concertado, ellos sabían que se esperaba que contrajeran matrimonio con otro vietnamita. Aunque Hong estaba divorciada y era ocho años mayor que William, y aunque tuvieran personalidades muy distintas, se casaron a los pocos meses de haberse conocido.

Fue entonces cuando tuvieron relaciones por primera vez. Fue torpe y frustrante, y al cabo de seis meses de intentarlo, su entusiasmo empezó a desvanecerse. Así que al cabo de tan sólo dos años de matrimonio vinieron a verme.

William era inteligente, enérgico y simpático, pero sus ideas eran tan rígidas que apenas se podía hablar de ellas, mucho menos rebatirlas. Así era el matrimonio en que se había metido Hong. Tampoco ayudaba mucho en la terapia que William no parara de decirme que él sabía cómo eran las cosas entre vietnamitas y que yo no. Cuando Hong se quejaba de vez en cuando de que así es como la insultaba a ella y a todas las personas, él cambiaba temporalmente de actitud, rechazando lo que yo decía con un sarcástico «cada cual tiene su propia opinión, y nosotros tendremos que estar de acuerdo en esto para poder discutirlo».

Eso empeoraba las cosas, especialmente porque era evidente que lo estaban pasando mal; pero a mí me caían bien ambos y quería ayudarles.

Luego, ¿qué es lo que «sabía» William sobre el sexo?

- Que sus continuas discusiones sobre temas económicos no tenían por qué afectar a su deseo o excitación.
- Su falta de deseo se debía en parte a que él se estaba haciendo «viejo» («Ya he superado los treinta y cinco», decía).
- No estaba bien que una mujer «mayor» tuviera tanto deseo sexual como Hong.
- El sexo conyugal debía concentrarse en la penetración, y Hong solicitaba una «variedad» (en su caso, sexo oral) que no formaba parte de la «tradición vietnamita». Por lo tanto, él no tenía por qué atender estas necesidades sexuales.

Entre una sesión y la otra, yo planificaba cómo tratar a William la próxima vez que nos viéramos, pero a pesar de mis planes, cada semana me encontraba de nuevo discutiendo con él la exactitud de varias de sus suposiciones. A veces le hablaba de las historias y de la realidad «construida» (o inventada), pero eso nunca funcionó porque estaba convencido de que lo que él decía era la verdad, no simplemente su visión. Así que me veía obligado a hablar sobre lo «normal» que era el deseo en las mujeres de 45 años, de lo habitual que era el cunnilingus en el matrimonio, de cómo funciona el sistema nervioso humano, etc. Cada semana experimentaba exactamente lo mismo que odiaba Hong.

Aunque ella no creía en el modelo tradicional, intentaba ser una buena esposa vietnamita. Pero cuando lo intentaba, aumentaba su resentimiento, y el sentido de autoridad de su esposo (¡no sólo era testarudo y narcisista, sino que era el primogénito!) le resultaba tan doloroso y ofensivo que ella pasaba del silencio a los estallidos repentinos. Entonces él se quedaba totalmente desconcertado: herido porque ella había sido brusca con él, y esperaba entonces una disculpa; lo cual todavía la enfurecía más.

No es de extrañar que no tuvieran relaciones sexuales.

Yo intentaba explicarle a William que, al menos aquí en Occidente, una buena relación sexual era algo que construían dos adultos conjuntamente, pero él no me escuchaba. Además, le animaba a que hablara con otra persona para que cotejara los hechos que podían poner los suyos en entredicho, pero no quiso. Me dijo que me respetaba, y que si tenía que reconsiderar los «hechos», sería conmigo. Fue un momento halagador, pero frustrante.

Por último, le sugerí a Hong que le dijera a William que ella se sentía invisible ante sus ojos. Él fue comprensivo. Le pregunté a ella cómo era ese sentimiento respecto a los papeles tradicionales de madre y abuela que había visto en Vietnam.

—Lo mismo —dijo amargamente—. De niña, mi abuela aprendió la regla de las tres obediencias [al padre, al esposo y al hijo]. ¿Es así como ha de ser mi vida?

—¿Y tu madre?

—Mi padre solía amenazarla con el divorcio si no le daba un hijo. Y por supuesto, era una esclava de los padres de mi padre. Su realidad interesaba muy poco en aquella casa.

Al preguntarle a William sobre qué tipo de vida quería, le dije que entendía su dilema: ¿debía tener un hogar tradicional vietnamita, o uno más moderno al estilo estadounidense? En el primero, su palabra era la ley y sus «hechos» eran hechos. En el segundo, su palabra venía a ser como la de su esposa, y sus «hechos» siempre eran rebatibles. Reflexionó mucho al respecto.

—No estoy seguro —dijo lentamente—. Me gusta mi matrimonio, pero no me gusta que me cuestionen las cosas, no me gusta la idea de no tener razón.

¿Y si ésa es la causa de que ninguno de los dos pueda disfrutar del sexo, la que impide la satisfacción?

—Puede que tenga que ser así —dijo él—, aunque sería una pena.

William sugirió seguir con la terapia, pero era difícil hacer ningún progreso por todo lo que él «sabía», aunque fuese erróneo.

Tanto William como Hong eran responsables de sus problemas sexuales y conyugales. Cuando las personas están en conflicto, es esencial que separen los hechos de la opinión, y la opinión de la ignorancia o los prejuicios. Como marido, William, creía que tenía el privilegio de que no se cuestionaran sus «hechos» —es decir, sus suposiciones, creencias y supersticiones— sobre las relaciones sexuales y el sexo de cada uno. Esto, por supuesto, hacía que el cambio fuera imposible.

Diversidad sexual

Anclado en sus posturas rígidas (y rebatiendo que no eran posturas rígidas), William no podía apreciar la diversidad sexual, la amplia variedad de formas en que los humanos expresan su sexualidad. Sus opiniones respecto a cómo debían vivir los demás y sus creencias respecto a cómo viven los demás eran un obstáculo para gozar de una vida sexual y conyugal satisfactoria.

De modo que, a diferencia de William, veamos algunos de los hechos reales sobre esta diversidad. Puede que te ayuden a relajarte durante las relaciones sexuales, y quizá te ayuden a entender mejor a tu pareja o tus experiencias.

- En la sexualidad, la diversidad entre las personas es la regla, no la excepción.
- En la familia humana, cada dimensión de la sexualidad es diversa: deseos, fantasías, nivel de comodidad, asunción de riesgos, orgasmos, conceptos sobre la virginidad, estructuras de las relaciones sexuales, lo que se considera «pervertido», etc.
- Para muchas personas, el contexto psicológico de su conducta es lo que hace que el sexo sea excitante. Esto puede incluir el juego de roles, representar fantasías, disfrazarse, contar historias eróticas, ver (o practicar) pornografía, utilizar palabras codificadas o que te observen los demás. Para algunas personas, un apretón en la muñeca, un sencillo sujetador negro o decir «Dame unos azotes en el

culo, papi» o «Quizá no deberíamos hacer esto» pueden convertir un acontecimiento ordinario en uno excitante. A otras personas estas cosas no las excitan o les parecen tontas.

- Millones de estadounidenses adultos practican el «juego del poder erótico»: *spanking* (azotes en el culo) consentido, *bondage* (ataduras con cuerda), los juegos de dominación, la humillación controlada, los estímulos intensos cuidadosamente medidos, la privación sensorial, etc.
- No podemos decir cuáles son los intereses sexuales de una persona basándonos en lo que sabemos de ella. Por ejemplo, algunas personas que practican juegos sexuales proceden de familias con problemas, mientras que otras proceden de familias dulces y adorables. Algunas mujeres con aspecto de damas u hombres con aspecto de caballeros se vuelven malos o enloquecen cuando están entre las sábanas.
- «Hombres» y «mujeres» son categorías heterogéneas: no dicen mucho sobre la sexualidad de las personas que en ellas se encuentran. De hecho, todas las categorías tienen el mismo valor cuando nos referimos a la actividad sexual, es decir, son de escaso valor.

A este tema yo lo llamo «diversidad», en lugar de «normalidad» (véase el capítulo 2 al respecto), porque mi objetivo no es disipar tu ansiedad por tu normalidad. Más bien, lo que pretendo es conseguir que no te *preocupes* por si tu sexualidad es normal; quiero que sepas que sencillamente puedes ser tú. Quiero recordarte la amplia gama de cosas que hacen las personas, algunas de las cuales puede que no tengan mucho sentido para ti, del mismo modo que algunas de las que tú hagas no lo tendrán para personas de otras culturas o etapas de la historia.

Por ejemplo, una de mis pacientes, de origen chino, vino a Estados Unidos hace trece años para estudiar en la universidad, y me dijo que la primera vez que vio a dos adultos besándose apasionadamente fue en la puerta de llegadas del aeropuerto de Los Ángeles. Durante un tiempo pensó que los estadounidenses eran unos obsesos no sólo por besarse, sino por hacerlo en público. ¡Un puñado de ósculo-exhibicionistas!

Asimismo, muchas personas en Estados Unidos y en el mundo hacen el amor con la ropa puesta. A otros ni se nos pasaría por la cabeza; de hecho, nos sentiríamos privados de uno de los mayores placeres del sexo, el tacto de la piel. ¿Cuál de las dos formas es normal? Pregunta incorrecta, porque la verdad es que no importa. Haced lo que a los dos os parezca bien. (Para expandir vuestro vocabulario erótico, véanse los consejos de la tercera parte.)

Este tema de la «diversidad» es especialmente importante si eres de esas personas que de vez en cuando le dice a su pareja que no es normal, o si eres tú el que se siente obligado a defenderse de tal acusación.

La Inteligencia Sexual requiere que seas capaz de apreciar el concepto de diversidad sexual. Eso no significa que apruebes todas las prácticas sexuales, aunque al resto de las personas del mundo no les interesa tu aprobación para hacer lo que hacen, del mismo modo que tú tampoco pides la suya.

Apreciar el concepto de diversidad sexual implica entender los *valores* —valores subjetivos— que determinan lo que para una persona, comunidad o cultura es «normal» en el sexo, no una verdad eterna. Las personas y las comunidades pueden decir que sus valores y juicios están inspirados o son dictados por «Dios», el «sentido común» o el «mundo natural», pero todo eso es subjetivo, y todo está escrito por humanos con prejuicios humanos.

Por supuesto, también puedes alegar el argumento tradicional opuesto y pasar a la defensa de ciertas normas o supuestas verdades (realmente no importa cuáles sean). Pero recuerda esto: si le dices a tu pareja que sus preferencias, fantasías y limitaciones sexuales no son «normales» (en lugar de decirle que tú no te sientes cómodo con ellas), estás buscando problemas. O bien tu pareja estará de acuerdo contigo y se acobardará ante ti, o bien no estará de acuerdo, en cuyo caso tendrás un doloroso conflicto irresoluble. Afirmar lo que tú crees que es «normal» es justamente el tipo de relación de poder que perjudica tu intimidad.

Cuando te juzgas a *ti mismo* según alguna regla imaginaria sobre lo que es normal en el sexo, también te estás buscando problemas. Estás infravalorando tu individualidad y comparándote con gente totalmente ajena a ti. Al fin y al cabo tú no eres «gente», eres tú. Por lo tanto, tu sexualidad no tiene que parecerse a la de «otras personas».

Además, hace unos siglos o a unos cuantos miles de kilómetros, puede que te hubieran considerado o te consideraran tan normal como la lluvia. Aunque no es que eso importe.

5

Tu corazón

Habilidades emocionales

Rowena vino a verme porque estaba asustada. En su oficina, la habían pillado enrollándose con el técnico de las impresoras en plena jornada laboral. Su jefe le dijo que si no remediaba inmediatamente su «adicción al sexo» la despedirían.

La joven contable de 26 años había conocido al chico un día antes. Periódicamente, mantenía este tipo de relaciones semianónimas, semipúblicas. Y aunque le gustaba el peligro que entrañaban (por no mencionar los orgasmos), haber sido descubierta fue un aviso. ¿Era una chica fácil a la que le encantaba el sexo o le pasaba algo anormal?

Me dijo que estaba casada y que amaba a Jose, su marido.

—Pero ya no hay emoción —dijo ella, moviendo la cabeza—. Quizá no deberíamos habernos casado. ¿Cree que soy una adicta al sexo?

—No creo que el término «adicción al sexo» pueda sernos útil —le respondí—. Creo que algunas personas tienen problemas psicológicos: trastorno obsesivo compulsivo, trastorno bipolar, trastorno límite de la personalidad. Pero creo que lo que los demás llaman «adictos al sexo» son principalmente personas que se dejan llevar por sus impulsos y que luego no les gustan las consecuencias de la decisión que han tomado. Luego, esas personas dicen que están fuera de control, que son «adictas» al sexo.

Rowena no era una «adicta al sexo»; pero me pareció que era una persona que tenía ideas poco realistas respecto a la vida y al sexo. Así que hablamos de su necesidad de aventura, de asumir grandes riesgos, de la emoción de tener una nueva pareja sexual. Y, lo más importante, hablamos de que por más que se rascara, seguiría teniendo comezón, y de que el siguiente encuentro fortuito estaba al caer. Le dije que quizás ésa fuera la clave que nos revelaba que estaba pasando algo más.

—¿Se refiere a cuando me masturbo dos o tres veces al día y sigo estando caliente?

—Exactamente —le dije—. Quizás estés usando el sexo para conseguir algo que éste no te va a proporcionar, y quizás ésa sea la causa por la que no puedes disfrutar más del sexo con tu marido.

Pero se fue poniendo a la defensiva en el transcurso de mi conversación.

—Quizá piense que todo el mundo debería estar casado —dijo gesticulando—. O que la relación fortuita es sólo para los hombres. Quizá no sea usted el gran loquero-sexólogo positivo que todo el mundo cree que es.

—De hecho, no me importa si sigues casada o no —le dije simplemente—. Me interesa más que vivas con integridad, sea lo que sea lo que eso signifique para ti.

Esa respuesta la sorprendió y le hizo pensar.

—Verá, yo también he reflexionado —dijo tras un minuto de silencio—. Bueno, y a mí tampoco me importa seguir casada o no. ¿Hasta qué punto estoy mal?

Éste era un patrón habitual entre nosotros: ella se enfadaba conmigo o sentía que no la entendía, pero al final se daba cuenta de que había sido impulsiva y reanudábamos emocionalmente nuestra relación.

De forma inconsciente, también usaba su sexualidad conmigo de ese modo. Aunque estoy seguro de que no tenía intenciones sexuales respecto a mí, se las arregló para dejarme caer varias veces «Me encanta hacer mamadas. Soy muy buena». Luego me miraba y me preguntaba si me había molestado o si me sentía violento.

Rowena intentaba convertirme en una madre controladora contra la cual pudiera rebelarse. Pronto me di cuenta de que eso era un fantasma de su infancia, una etapa de su vida en la que se había sentido asfixiada por su estricta madre católica. Pero Rowena había silenciado sus resentimientos de adolescente porque su madre era débil físicamente y estaba enferma. Tuvo que cuidar de ella, lo que no le dio muchas oportunidades para rebelarse o para conseguir demasiada atención positiva.

Así empezó el desfile de tutores de español, repartidores de UPS, mecánicos de coches, técnicos de mantenimiento de la oficina e incluso su dentista.

—Tendrás que encontrar nuevas formas de sentirte importante, querida y bonita que no impliquen encuentros sexuales fortuitos si quieres disfrutar de tu matrimonio —le dije—. Y entiendo que eso pueda parecerte una misión imposible.

De hecho, así se lo parecía.

—Me doy cuenta de que crecer es la única forma de salir de esto —dijo prácticamente susurrando—. ¿Cómo puedo hacerlo?

Voy a resumir nuestra primera docena de sesiones. Han sido meses de esfuerzo. Rowena ha estado aprendiendo a ser más consciente de su estado interno, a darse cuenta del tipo de alimento emocional que necesita en distintos momentos (ejercicios, abrazos, risas, meditación, reafirmarse, pasar un buen rato con amigos de verdad, etc.). Y también está aprendiendo a hablar más con su marido: más sobre su aburrimiento, sobre que le gustaría que él fuera más abierto, sobre su instinto de rebelarse, aunque tenga que crear un adversario contra el cual rebelarse.

Y hablan más sobre el sexo. Han hecho un trato: ella irá más despacio y estará más presente emocionalmente durante el acto sexual, y él hará lo mismo.

—Me da miedo —confesó—. Nunca me había imaginado que el sexo pudiera darme miedo hasta ahora. Supongo que eso es un progreso, ¿eh?

La mayoría de los adultos no quieren acostarse con alguien si están enfadados con esa persona o se sienten ofendidos. De modo que para disfrutar de una buena sexualidad, necesitas desarrollar las habilidades que te permitan arreglar los asuntos que vayan surgiendo durante la semana que no tengan relación con el sexo. También necesitas las habilidades para no desanimarte por lo que pueda pasar durante las relaciones.

Todos hemos de crear habilidades emocionales para crear una relación en la que acostarnos con alguien tenga sentido. Por si no te has dado cuenta, si no eres alguien en quien se puede confiar, que sabe cooperar, dar ánimos, valorar y preocuparse por la otra persona —incluso en los momentos en que no estás de muy buen humor—, habrá muy pocos momentos propicios para que mantengas relaciones sexuales.

También necesitamos las habilidades emocionales para afrontar los percances emocionales que pueden acontecer en la cama, como el sentimiento de soledad o de abandono, ser juzgado o criticado, la autocrítica, sentirte incómodo o avergonzado, inadecuado o decepcionante para tu pareja. Si te hundes cada vez que tu pareja no llega al orgasmo, o cada vez que sientes que estás demasiado llenito/a, o cada vez que no consigues exactamente la conexión emocional que deseas, las relaciones se volverán menos placenteras, y al final, las tendrás con menos frecuencia.

Y ni siquiera he mencionado las cosas específicas que suceden durante el coito, como un calambre en el pie, mojar la cama, tener que parar a la mitad o llegar al clímax antes de lo que querías. ¿Tienes habilidades emocionales para afrontar estas situaciones? Con el tiempo, esto es más importante que tener unas erecciones seguras o lubricación a la carta.

Este tipo de cosas están relacionadas con las emociones, no con el «sexo» ni con nuestros genitales. Al igual que con cualquier otra actividad (ir a fiestas, ver películas, sentarse en la playa, escuchar música), durante las relaciones sexuales nuestro cuerpo hace lo que hace; cuando le asignamos un significado a lo que hace (o no hace), es *eso* lo que puede crear los problemas. Estas situaciones emocionales también pueden conllevar la interpretación de la conducta de tu pareja, tanto si se trata de que no llega al orgasmo, de la cara que pone cuando te desvistes, de su negativa a tocarte de cierta forma, como de aceptar tu forma de tocarlo/la.

La misma habilidad es la que te sirve para manejarte cuando tu pareja se olvida de tu cumpleaños o quiere ir al ballet el día que se juega la final de la Liga; es la que te sirve para aceptar que no vas a tener sexo oral cuando lo deseas, o que te diga que no quiere ver pornografía contigo.

La mayoría de los sexólogos dicen que gran parte de su trabajo no se basa realmente en el sexo. Más bien se dedican a ayudar a las personas a desarrollar sus habilidades para relacionarse y a fomentar su crecimiento personal, lo cual facilita mucho la cooperación. Pero esto requiere su tiempo y no todo el mundo está dispuesto a emplearlo.

No pude conseguirlo con Zena y Lamar.

La angustia de Zena por la falta de deseo sexual de Lamar era la causa por la que vinieron a verme. Quizá la palabra «angustia» no es la más indicada. Ella estaba furiosa, acusaba, era sarcástica, y a veces desagradable en grado sumo. Por raro que te parezca, nada de esto hacía que él estuviera más interesado en tener relaciones con ella.

Ella tenía un montón de razones para estar decepcionada. Él era lo que la mayoría de las personas llamarían un guarro, de los que dejan los calcetines o la ropa interior en cualquier parte donde se desnudan. Nunca le ponía el tapón a las cosas ni cerraba nada: pasta de dientes, mantequilla de cacahuetes, los cajones del armario. Por si fuera poco, se tiraba pedos, eructaba sin decoro y se reía cuando ella se quejaba.

—Eres un inmaduro —se quejaba ella en todas las sesiones.

—Y tú eres una controladora —replicaba él.

—Estúpido —decía ella.

—No tienes sentido del humor —respondía él.

Después de seis semanas de esta situación, empecé a desear que llamaran para cancelar su próxima sesión, o quizá que interrumpieran su terapia.

Aunque Lamar no era una persona fácil, trabajar con Zena era lo más difícil. Siempre que yo intentaba procesar su mutua hostilidad, ella me atacaba. Y cuando le dije que su meta de hacer que él se sintiera fatal («para que cambiara») causaba sus propios problemas, me atacó. Tras unos cuantos incidentes desagradables de este tipo, me di cuenta de que yo empezaba a alejarme de ella. Por supuesto, eso era lo que también hacía Lamar, lo que la volvía loca. Así que una semana intenté avanzar más y les hablé de mis dudas sobre hablarle a Zena —es decir, sobre decirle la verdad— del mismo modo que Lamar también las había tenido. Pensé que hablarles de mi propia dinámica con ellos podría facilitarles una visión nueva que les fuera de utilidad. ¡Ay, ay, ay!, ella arremetió contra mí con unas alegaciones del tipo «todos los hombres sois unos capullos», anulando por completo mi individualidad y poniéndome en la misma categoría que a su marido y que a dos mil millones más de capullos.

No, he de decir que no me gustó nada. Pero sin duda estaba experimentando lo que era tener una relación con ella.

Me di cuenta de que era mucho más eficaz explicarle las cosas a Lamar que a ella; de este modo, ella no sólo estaba menos a la defensiva sino que le gustaba la idea de que «trabajara con él, que era quien tenía el problema».

A pesar de todo, siempre que me acercaba demasiado al tema de cómo le trataba ella, ella se molestaba mucho y se ponía a la defensiva, Al final tuve que decirlo: cuando las personas no se llevan bien fuera del dormitorio, normalmente tienen problemas para entrar en él, y mucho más para disfrutar de lo que allí sucede. Él asintió con la cabeza. Ella estalló. Según parece, le importaba más tener razón que hacer el amor con su marido.

Por un lado, Zena quería dejar claro que ella *no* era la causa de sus problemas, y también que estaba decepcionada por el marido que había elegido, que aparentemente tenía bastantes defectos. Cuando les sugerí que tener una vida sexual requería que ella también aceptara parte de responsabilidad por cómo se habían desarrollado las cosas, se puso muy desagradable. Así que le sugerí con delicadeza que posiblemente se habría sentido atacada por lo que acababa de decir. Según parece eso fue lo que le dio pie para ser sarcástica. Así que me eché atrás y tardé un mes más en volver a sacar el tema.

Zena y Lamar acabaron dejando la terapia sin haber resuelto su problema sexual. Y ella lo hizo de un modo hostil como cabía esperar: me envió un correo de voz diciéndome que se habían vuelto a pelear, que la terapia era una pérdida de tiempo y que ella le había dicho a su pareja que él necesitaba hacer terapia individual, que de lo contrario le dejaría. Y que yo no esperara llamada alguna de ninguno de los dos, porque él estaba de acuerdo con ella.

Zena se negó ni tan siquiera a considerar desarrollar nuevas habilidades emocionales para mejorar su relación sexual. Entonces, ¿qué habilidades emocionales requiere la Inteligencia Sexual?

La autoaceptación

«Lo primero que aprendí sobre el sexo fue la vergüenza.»

Eso fue lo que me dijo un paciente en mi primer mes de práctica como sexólogo, y nunca lo olvidaré.

Cuando no nos aceptamos a nosotros mismos, es casi imposible imaginar que otra persona pueda aceptarnos. Piénsalo: si no te gusta como cocinas, ¿cómo puedes pensar que le va a gustar a otro? Si crees que eres una persona aburrida, ¿crees que alguien te va a encontrar fascinante?

Lo mismo sucede con el sexo. Hemos de aceptarnos a nosotros mismos —nuestros cuerpos, preferencias, experiencias, la forma en que llegamos al orgasmo (o no llegamos)— para poder imaginar que nuestra pareja lo acepte, o que incluso le agrademos. Sin autoaceptación, siempre estamos a la defensiva. ¿Alguien te dice que estás estupendo? Tú respondes con una disculpa, a la defensiva, o con la sospecha de que te están tomando el pelo.

Si no puedes aceptarte a ti mismo, ¿cómo puedes acercarte a tu pareja para crear —mucho menos disfrutar de él— un espacio sexual entre ambos? Por ejemplo, si tienes un miedo neurótico a herir a tu pareja de algún modo con tu masculinidad, te reprimirás y limitarás el contacto emocional con ella. Ésta, a su vez, indudablemente tendrá una experiencia dolorosa, que es justamente lo que pretendías evitar. Llegado a ese punto, puedes olvidarte de tener una relación sexual relajada y divertida, quizás hasta de tenerla.

La autoaceptación es un elemento esencial para alejarse del sexo centrado en la «normalidad» y en la actuación en la cama. Te permite situar tu propia experiencia en el centro de tu toma de decisiones respecto al sexo, en vez de sentirte atrapado por las ideas convencionales de la sociedad que puede que no sean aptas para ti. Es la autoaceptación la que te permite decirle a tu pareja que prefieres hacer X (tu cosa) que Y (lo que se supone que hace todo el mundo), lo que es básico para disfrutar del sexo.

Asimismo, la autoaceptación puede darte la confianza y relajación para permitir que tu pareja pueda expresarse tal como es. Cuando los dos estáis dispuestos a ser vosotros mismos, estáis en el buen camino hacia una sexualidad en la que ambos podréis disfrutar.

Por lo tanto, «mejorar tú» *no* es lo fundamental para que el sexo sea mejor. Empieza por aceptarte tal como eres —trasero grande, pene pequeño, orgasmo impredecible, lo que sea— sin «mejoras».

Recuerdo con cariño a un paciente que se llamaba Christopher que vino a hacer terapia porque su esposa se quejaba de que era pasivo en la cama. Ella insistía en que su pasividad se debía a que ella no le excitaba, lo que era totalmente falso. Sencillamente, Christopher no se permitía excitarse demasiado, pedir cosas (mucho menos exigir), ni atraerla hacia él del modo en que ella anhelaba que lo hiciera.

Christopher se había educado en una pequeña ciudad de Oklahoma donde su familia tenía una tienda de comestibles. Sus padres trabajaban un montón de horas para poder tener la tienda abierta casi las veinticuatro horas, y esperaban que Christopher y sus hermanos fueran a echarles una mano cada día. El mensaje que recibió en su infancia era sencillo: la vida es dura, no te quejes, el trabajo lo es todo, la supervivencia es la meta. Y si tienes sentimientos o necesidades, te las guardas para ti.

A los 17, Christopher huyó a un seminario de jesuitas en Oregón. Aunque le gustaba el estímulo intelectual, ese lugar no hizo más que reforzar el mensaje de su familia sobre la importancia del sacrificio, a lo que se sumó algo crucial: el sexo no es una necesidad legítima. Cuando abandonó el seminario después de diez años (y después de todas esas cosas, se hizo enfermero), tuvo relaciones calculadas: no te concentres nunca en tus propias necesidades, no hagas nada que pueda parecer egoísta, no explotes a los demás con tus deseos.

Al enfrentarse a un mundo de adultos sin haber aceptado sus propias necesidades e intereses, a Chistopher le resultaba imposible perseguir realmente a su mujer. Y le resultaba igualmente imposible hablar de este tema. Nuestra terapia empezó con una meta que parecía sencilla, pero que era muy profunda: saber qué era lo que necesitaba, admitirlo, y luego compartirlo con ella. Eso era mucho más importante que enseñarle una postura nueva o pedirle a ella que se pusiera lencería.

La confianza

Muchos hombres y mujeres que vienen a mi consulta me dicen que tienen «problemas de confianza». Les digo: «Ah, así que te resulta incómodo confiar». Me gusta más expresarlo de ese modo, es más fácil cambiar una «incomodidad» que un «problema». «Problemas de confianza» suena demasiaaaaaaaaado serio (¿quién podría ser optimista respecto a cambiar eso?). Además, «problemas de confianza» da la impresión de que se trata de un problema externo, como que te atropelle un autobús, o que la policía de aduanas del aeropuerto te confunda con un terrorista. «No me siento cómodo confiando» sitúa el problema en un plano humano que se puede cambiar.

Durante la relación sexual has de confiar en muchas cosas: en que el placer es seguro y apropiado; en que el erotismo no se descontrolará de un modo destructivo; en que puedes intimar con alguien sin ser explotado; en que tu pareja te está diciendo la verdad cuando expresa deseo, excitación, o dice estar satisfecha contigo.

Pero también has de confiar en *ti mismo*. Por desgracia, es demasiado habitual que nos digan que eso es un error. Mi paciente Douglas, por ejemplo, nunca había confiado en sí mismo. Sus padres le decían que no era bueno, le comparaban (desfavorablemente) con sus primos, vecinos y con todo el mundo; creció sin forjarse ningún tipo de seguridad en sí mismo. Le daba miedo expresar su opinión o desear algo porque creía que luego vendría la humillación.

¿Cómo puede una persona así conectar con alguien sexualmente? Se preocuparía por sus erecciones, por acabar demasiado pronto, por no saber besar. Pero estos problemas técnicos serían lo de menos. Sin confianza en sí mismo, no podría confiar en el sexo o en su pareja. Sentirse traicionado por sus genitales sólo sería el inicio de sus problemas; su ansiedad y autocrítica serían el patrón dominante para él en el acto sexual. ¿Crees que podría disfrutar de él? No.

Resulta que confiar en nosotros mismos es tan importante como confiar en los demás.

La comunicación

La mayoría de las personas no se dan cuenta de que cuando las parejas tienen problemas la comunicación suele ser una habilidad *emocional*, no *técnica*.

Aunque sea mucha la claridad y responsabilidad con que te expreses, es difícil comunicarte cuando temes el conflicto o el abandono, tienes problemas de confianza, o no puedes aceptar que ni tu pareja ni tú sois perfectos. Es entonces cuando la comunicación ya no es una cuestión de técnicas o de escuchar, sino de emociones que nos impiden utilizar esas técnicas y que escuchemos. En ese caso, para mejorar la comunicación, primero hemos de ocuparnos de esas emociones.

La comunicación es similar a muchas otras actividades, como conducir, cocinar y hablar en público. Si te sientes cómodo en ellas, si crees que personas como tú pueden ser buenas en esos campos, si no te aterra cometer un error, podrás disfrutar de esas actividades y perfeccionarlas, incluso ser creativo. En esa fase, se convierten en meras habilidades técnicas.

Pero si *no* te sientes cómodo cuando conduces, cocinas o hablas en público sin preocuparte por sentirte observado y juzgado, tu dificultad emocional es mucho más importante que tus habilidades técnicas. No puedes aprender o realizar fácilmente estas actividades, pero no porque seas tonto o torpe, sino porque tienes miedo o te sientes incómodo.

Uno de los objetivos de este libro es transformar el problema emocional de la comunicación en un problema simplemente técnico.

Tengo muchos pacientes a los que les dicen —revistas, Internet, famosos de la televisión— que se comuniquen más o que lo hagan de otro modo. Sus parejas suelen decirles con toda suerte de detalles lo que hacen mal, con la esperanza de que cambien. Mis pacientes suelen sentir que eso minimiza sus dificultades; se frustran y desaniman, y luego dicen cosas como «Sólo quería besarte, pero lo único que consigo son críticas» o «¿No podemos hacer nada sin estar horas hablando?».

Aunque algunas personas se niegan a comunicarse («No es asunto tuyo», «En realidad no te importa», «lo único que quieres es controlarme, igual que mi ex»), la mayoría no son así. Más bien, las personas a las que les cuesta tanto expresarse verbalmente o que se ocultan tras eufemismos suelen ser tan cerradas que la comunicación resulta casi imposible. Para ellas comunicarse es una habilidad emocional, en vez de ser simplemente una técnica.

Ésa es la razón por la que muchas veces contestan con monosílabos o se «olvidan» de iniciar una conversación. Tienen miedo o se sienten intimidadas, no es que sean míseras y mezquinas.

Veamos el caso de Manush, por ejemplo, un técnico de laboratorio que casi vivía en reclusión: al final, volvió a salir con alguien tras la muerte de su pareja. Pensaba que la principal meta de la comunicación era evitar que su novio actual, Carl, se enfadara. Manush iba con pies de plomo con él; de hecho, solía esperar a que ambos se hubieran tomado un par de copas por la noche antes de abordar ningún tema controvertido.

Falto de práctica y temeroso de perder a Carl, Manush buscaba la «forma correcta» de comunicarse, en vez de relajarse y centrarse en su conexión. Todavía no podía aceptar que a Carl no siempre le gustara lo que él decía o deseaba. Dudaba en practicar las actividades sexuales más arriesgadas que le proponía Carl porque no quería equivocarse.

A los dos meses de la terapia, cuando hablamos de su miedo a comunicarse, empezó a «soltarse» con Carl: «me gustaría» aquí, y «quizá me gustaría» allí. Un pequeño reto de vez en cuando a la suposición de que era Carl quien mandaba. Confrontó la creencia de Carl de que éste le conocía mejor que él mismo. Al principio estaba asustado, pero cuanto más lo ponía en práctica, más cuenta se daba de lo importante que era hacerlo, y que con no haberlo hecho hasta entonces lo único que había conseguido era deteriorar la relación, en lugar de reforzarla.

En esa etapa ya podía empezar a hablar de los tecnicismos de la comunicación: de las afirmaciones utilizando «yo» (hablar de tu experiencia en lugar de hacerlo de las supuestas intenciones de tu pareja), de la lucha justa (ceñirse al tema, no hurgar en viejas heridas), intentar comprender antes de pretender que te comprendan a ti (justo lo contrario que hacen la mayoría de las personas que tienen conflictos). Fue entonces cuando las cosas se pusieron interesantes. El conflicto puntual que se produjo entre ellos hizo que tuvieran menos relaciones sexuales, pero al final el sexo se reavivó. A los dos les encantaba. Para deleite de Carl, empezaron a experimentar con juguetes sexuales y juegos que Manush siempre había pensado que eran para otras personas. ¡Estaba encantado de haberse equivocado!

Sea cual sea la cuestión, la meta de la comunicación no es satisfacer a tu pareja o que ésta se aproveche de ti, sino estar más presente y tener más poder para crear tus experiencias en la relación.

Crecer

Me gustaría poder decir «Venga a ver si creces» a algunos de mis pacientes que intentan por todos los medios que la terapia les funcione, pero, como es natural, esto no les ayudaría mucho (lo hice cuando era un loquero novato) y no es una buena terapia. ¿Cuándo fue la última vez que le dije a alguien «Venga a ver si creces» y funcionó?

Sin embargo, nada puede sustituir al crecimiento personal cuando quieres mejorar una relación o disfrutar más del sexo. Eso se debe a la tendencia popular de utilizar el sexo como sustituto para no enfrentarse a los temores y ansiedades de adulto.

Cuando te has trabajado esos temores —de no ser atractivo/a, por ejemplo, o intrascendente, o no ser lo bastante hombre—, es más fácil tener relaciones sexuales como tales. Por el contrario, cuando la actividad sexual se practica por razones como ser o no ser todavía joven, encantador/a, o importante, el sexo —junto con los genitales— conlleva demasiada carga. Esperar que tu pene determine si todavía eres importante, o pretender que un orgasmo te distraiga del miedo a morir, es ejercer demasiada presión sobre pequeños trozos de carne. No es de extrañar que a veces los penes y las vulvas se nieguen a cooperar.

Un aspecto de tratar estos temas existenciales es hacer las paces con tu cuerpo. Implica dejar que tu cuerpo sea tal como es durante el coito e imaginar que tu pareja también lo acepta. No hay nada que siente peor que decirle a tu pareja: «Me gusta tu cuerpo» (o esta parte de tu cuerpo), y que ésta te contradiga diciendo que es demasiado gorda, demasiado flaca, demasiado arrugada, tiene una forma o color que no me gustan. A nadie le gusta que le invaliden su opinión, mucho menos una opinión positiva sobre el cuerpo de su pareja. Además, discutir sobre lo atractivo que es un cuerpo o una parte del cuerpo crea distanciamiento (lo que es, en general, el estado opuesto que las personas tienen en mente cuando aprecian el cuerpo de su pareja).

Ser adulto también implica aceptar que las tragedias forman parte de la vida. Cuando eres capaz de hacerlo, es más fácil no darle tanta importancia a no conseguir una erección: *no* es una tragedia. De hecho, si aprendes a reírte de lo que te envía la vida, te será más fácil reírte de los caprichos del sexo, lo que os ayudará a tu pareja y a ti a relajaros.

Recuerdo una paciente que no pudo crecer lo bastante como para perdonar a su marido por ser tal como era: un buen chico que nunca se haría rico. Siempre que Elise se preocupaba por el dinero o sentía envidia de las personas adineradas, hacía comentarios desagradables acerca de que viviría en una casa mucho mejor si se hubiera casado con su primer novio (que se convirtió en un abogado de empresa), en lugar de hacerlo con Eduardo (que era carpintero).

Periódicamente, consternada por la elección que había hecho en la vida, Elise no podía mantener su deseo sexual por Eduardo. Reconocía que era atractivo, amable y un amante paciente, pero el pesar que sentía cuando le miraba le impedía valorarle o desearle. Por desgracia, la terapia no pudo ayudarla a aceptar la vida que había elegido y, por sus propias razones, fue incapaz de cambiar su elección.

Conservar la autoestima sexual ante la decepción

Si sabes que eres inteligente, tu inteligencia no está en peligro cada vez que vas a trabajar. Si sabes que eres una buena madre, tu confianza como madre no está en juego cada vez que tienes alguna diferencia con tus hijos.

¿No te parece que estaría bien que decidieras que eres sexualmente competente y atractivo/a (al menos con tu pareja)? De ese modo, tu capacidad sexual y tu autoestima no peligrarían cada vez que haces el amor. Las formas en que respondería tu cuerpo cada vez que tuvieras relaciones sexuales no «significarían» nada; aunque te decepcionaras al no conseguir lo que esperabas, tu actitud respecto a ti no cambiaría.

Si tu opinión sobre ti varía con el resultado de una relación sexual, siempre te estarás presionando a actuar «bien» respecto al sexo (erección, lubricación, orgasmo, tiempo, lo que sea), y eso hará que te sea muy difícil disfrutar. Cada encuentro sexual resulta demasiado significativo, como si *éste* fuera el momento en que descubres si te aman, si eres sexy o aceptable. Y eso provoca que cada relación sexual encierre la posibilidad del fracaso. ¿Quién puede disfrutar así?

Aunque sea agradable sentir que el mundo del sexo tiene un sentido *personal*, es mejor cuando no hay nada que dependa del resultado de la relación sexual. Decepción *no* es lo mismo que fracaso. La decepción es una respuesta razonable a la diferencia entre lo que deseas y lo que consigues. El fracaso es un juicio global sobre tu persona, que queda demostrado por la diferencia entre lo que deseas y lo que obtienes.

¿Un ejemplo? Los millones de mujeres que insisten en que son *ellas*

las que han fracasado cuando un hombre no consigue la erección o eyacula demasiado deprisa. Esta expectativa puede ser agobiante para ambos, que al final empezarán a evitar las relaciones para no tener que enfrentarse a la vergüenza y la pérdida de la autoestima.

Tolerar una sintonía inadecuada

«Sintonía» es cómo describo la experiencia de dos (o más) personas que cohabitan en un espacio psicológico común. La gente se refiere a esto de diversas formas, como «Estar en la misma onda», «Me has robado el pensamiento», «Me has quitado las palabras de la boca», «Me has leído el pensamiento» o «Estamos sincronizados».

En un sentido más práctico también se suelen decir cosas como «Cuando cocinamos juntos, es como si estuviéramos bailando en la cocina», «Cuando tenemos un buen día, podemos levantar a nuestros tres hijos, vestirlos, darles el desayuno y salir por la puerta sin decirnos una palabra», «Justo antes de dar una gran fiesta, somos como una máquina bien engrasada y lo hacemos todo juntos».

Tanto si es como padres, jugando al tenis, organizando grandes fiestas, yendo a la SuperBowl o tocando en un cuarteto de cuerda, muchas personas anhelan el sentimiento de estar en sintonía, de compartir con otros una experiencia común. Esto puede ser uno de los grandes placeres humanos.

Otra de las formas en que a las personas les gusta conseguir esto es a través de la actividad sexual, que puede que describan como «Que te toquen como siempre has querido», «Nuestros cuerpos se entienden a la perfección» o «Hacemos el amor como si nos conociéramos de toda la vida».

Pero no siempre sucede así, ¿verdad? De hecho, para algunas mujeres, la actividad sexual *nunca* es así: desde el momento en que empiezan a besarse o que alguien las desnuda, todo se reduce a ponerse a cuatro patas, y se sienten tan apesadumbradas o les da tanta rabia que no pueden disfrutar de nada de lo que el sexo puede ofrecerles.

Para otras personas, el sexo funciona hasta que deja de funcionar, y entonces *realmente* no les funciona. Como acaban de describir sus compañeras de penurias, de pronto se sienten desproporcionadamente heridas, solas o abandonadas en relación con lo que es la situación (pérdida de la erección, un tirón de pelo accidental, no ponerse de acuerdo respecto a quién se pone encima, sentir cosquillas en lugar de disfrutar de las caricias).

Cuando sucede eso, el sexo es el menor de los problemas. Según su carácter, esas personas pueden llegar a atacar físicamente o hundirse emocionalmente. De pronto se produce un problema en la relación (o «drama», cuando se queja su pareja); algunas parejas parece que van de conflicto en conflicto de este tipo.

Es difícil sentir ilusión por el sexo cuando no sabes cómo tolerar la decepción o la falta de sintonía. Al final, este tipo de personas dudan cuando tienen que iniciar una relación sexual o responder a ella. Su pareja también pierde el entusiasmo. Puesto que ninguno de los dos consigue esa sintonía en el sexo (o en ninguna otra cosa), la Inteligencia Sexual te concede la habilidad de tolerar *no* conseguirla cuando la deseas o lo esperas.

Aunque el deseo de sintonizar durante las relaciones puede ser totalmente saludable, algunos adultos le dan demasiada importancia. Quizás anhelan de manera inconsciente experimentar la sintonía profunda que no conocieron en su infancia. Sobre todo si sienten que merecen esa sintonía, o si para ellos la sexualidad está cargada de sentido místico, la falta de ella durante las relaciones puede ser insoportable.

Por desgracia, su pareja puede empeorar las cosas criticando una respuesta (que le parece exagerada) a una situación que ella considera de poca importancia. Entonces la persona ofendida se siente peor al ver que su pareja le resta importancia a su aflicción.

En la terapia es fácil descubrir a las personas que no pueden tolerar la falta de sintonía. Cada semana trato a pacientes que intentan, conscientemente o no, manipularme, lamentarse, intimidarme o seducirme para conseguir cierta sintonía conmigo. Su mayor deseo es que yo acepte su «invitación». Por el contrario, lo que hago es comentarles su deseo, lo que suele conducirlos a un familiar sentimiento de decepción en plena sesión. A partir de ese momento es cuando el crecimiento personal serio es posible para aquellas personas que tienen la paciencia y la determinación de examinar sus sentimientos, en lugar de insistir en que yo y otras personas hemos hecho algo mal. No todo el mundo lo consigue, por supuesto. Puedes ver cómo contribuye este tipo de auto-observación a la Inteligencia Sexual o a la capacidad para disfrutar del sexo cuando la situación no es idónea.

Recuerdo que trabajé con una mujer, llamada Malika, que procedía de una rica familia paquistaní de Karachi. En su país, el servicio no sólo estaba entrenado para *satisfacerla* a ella, sino para *anticiparse* a sus necesidades emocionales y materiales. Educada para recibir este trato, nunca aprendió a hacer frente a las frustraciones cotidianas. Esto no habría supuesto ningún problema si se hubiera quedado en Paquistán, viviendo en casa de su padre o casándose con un hombre rico. Pero no hizo ninguna de estas dos cosas, sino que se fue a cursar estudios universitarios en California y luego se quedó allí. Se casó con un estadounidense, un joven y agradable ingeniero, pero de clase media y que no tenía ni la menor idea de dónde se había metido.

A los cuatro años de matrimonio, ella vino a verme para hacer terapia, asegurándome que el problema era su «poco sofisticado» esposo, que la estaba volviendo loca con sus «ideas suburbanas». No podía sentir deseo por un «hombre tan normal», por alguien «que no tenía estrellas en los ojos».

Las primeras veces que Malika se sintió frustrada conmigo en la terapia fue bastante expresiva y altanera. Trabajar con ella para crear una relación adulta y respetuosa conmigo fue un gran —y lento— paso para desarrollar su tolerancia a la decepción, especialmente en lo que concernía a su esposo. Tenía que aprender a apreciar las pequeñas satisfacciones de la vida cotidiana y a aceptar que no todos los momentos de su vida estarían llenos de «estrellas». Por ejemplo, quería tener descendencia, pero se imaginaba que iba a tener hijos superdotados, autodisciplinados, educados, limpios y ordenados, que educarlos prácticamente no iba a suponer ningún esfuerzo, por supuesto. ¡Las sorpresas que se va a llevar!

¿Qué relación tiene esto con el sexo? Cuando Malika aprendió que podía sobrevivir a los momentos imperfectos —un marido cansado, un plátano pasado, una camarera antipática, un médico que la hacía esperar—, el sexo terrenal fue más fácil. Hasta antes de la terapia, su experiencia de hacer el amor había supuesto para ella una serie de ataques a sus cinco sentidos, como sentir que no la acariciaba bien, que el dormitorio no estaba a la temperatura perfecta, que su esposo no estaba bien afeitado. A medida que avanzaba nuestra terapia, fue dejando de criticar constantemente a su pobre marido y empezó a darse cuenta de que *estaba* disfrutando de las relaciones.

Supe que estábamos progresando el día en que se disparó la alarma de un coche que estaba aparcado debajo de mi consulta y ella pudo proseguir con la sesión. Me dio las gracias por mis reflexiones (¡y por mi paciencia!), y me dijo: «Supongo que si puedo hablar con usted mientras está sucediendo esto, puedo hacer el amor con mi esposo aunque el mundo no sea perfecto».

Eso es usar la Inteligencia Sexual.

De modo que...

Las habilidades emocionales son como el oxígeno: son invisibles, y no las percibes hasta que te faltan. Hablamos de las habilidades emocionales principalmente cuando no las tenemos. Pero las habilidades emocionales de los adultos son esenciales para desear y crear una sexualidad placentera. Estas habilidades nos permiten relacionarnos con situaciones sexuales que no son ideales, que puede que sean la mayoría de nuestras experiencias. Y nos permiten tratar a una pareja que inevitablemente también habrá de afrontar experiencias sexuales imperfectas.

¿Cuerpos perfectos? ¿«Funcionamiento» perfecto? No tienen mucho valor en el mundo real de la expresión sexual de los adultos. ¿La madurez, la experiencia, la perspectiva y el sentido del humor? *Eso* sí que es atractivo.

6

Tu cuerpo

Consciencia y comodidad

Puede que reconozcas la siguiente dinámica, que es común a muchas parejas. Escucho tantas veces este patrón que voy a dar una versión básica resumida.

Una vez más, Max se apoya sin darse cuenta sobre la melena de Trina o le pellizca el pezón con demasiada fuerza, le golpea el pubis, introduce demasiado la lengua en su boca o le acaricia el clítoris sin delicadeza.

Trina, frustrada (y quizás temporalmente algo dolorida), critica a Max por ser un bruto egoísta.

Max pone más empeño (esta vez o la siguiente) para hacer lo que ella desea, eso le genera ansiedad, que dificulta aún más que pueda corregir los fallos motores en su forma de acariciarla. El resultado es que la conducta de Max no cambia lo suficiente como para que Trina se dé cuenta.

Todavía más frustrada, ella se distancia emocionalmente y se vuelve más crítica.

Max se angustia más y se vuelve más inepto; se avergüenza de ser incapaz de complacer a su pareja.

La frustración de Trina va en aumento y tampoco da muchas pistas útiles.

Max, superado por su distanciamiento, se echa atrás.

Trina se siente abandonada y cree que nadie se preocupa por ella.

Herida y confusa, al final se convence de que la incapacidad de Max de sintonizar físicamente con ella es «culpa» de él y que refleja su falta de compromiso con ella. Él intenta «esforzarse más», aunque eso raramente funciona. Pero sabe que se preocupa por ella, que quiere complacerla y que lo está intentando. La interpretación de ella —que él pasa de ella— le duele mucho. Al final, llega a la conclusión de que Trina es demasiado sensible e imposible de satisfacer.

No hablan mucho de sus mutuas penas; por último, piensan que tienen un «problema sexual».

Ahora sí que tienen problemas.

La sexualidad implica cuerpos, cada uno pertenece a una persona distinta. En el último capítulo hablamos de que las parejas sexuales disfrutan sintonizando sus cuerpos y que se sienten decepcionadas cuando no lo consiguen. La Inteligencia Sexual nos dice que, para la mayoría de las personas, esta sintonía es esencial para que la actividad sexual les resulte «íntima».

En este capítulo veremos los detalles de esta sintonización, cómo mejorarla, y los detalles que pueden interferir en ella.

Radar tridimensional y nuestro sexto sentido

Para que dos cuerpos sintonicen, han de suceder dos cosas:

   a. Saber *controlar* tus movimientos corporales (propiocepción).

b. Notar cómo *se relaciona tu cuerpo* con su entorno, lo que incluye a otro cuerpo (conciencia cinética).*

La propiocepción y la conciencia cinética implican la habilidad interna de sentir tu propio cuerpo. Incluso con los ojos vendados sabes si tu brazo está por encima de tu cabeza o colgando a un lado; con los ojos cerrados, probablemente también puedes llevarte el dedo a la nariz. Pruébalo, es bastante sorprendente. La Inteligencia Sexual necesita de estas dos habilidades para que puedas relacionar tu cuerpo con el de tu pareja sin pensarlo demasiado o realizar mucho esfuerzo. No se trata de una «función» o «disfunción» sexual, sino de la habilidad de dos cuerpos para encontrarse y relacionarse entre ellos.

La *propiocepción* es la detección sensorial y el mecanismo de respuesta que le dice a tu cerebro en qué postura se encuentra cualquier parte de tu cuerpo y qué movimientos realiza sin que necesites el pensamiento consciente. Sus receptores están localizados en los músculos, articulaciones y tejidos conectivos, así como en los órganos de los sentidos y en el oído interno. Tu cerebro recibe información del cuerpo cada segundo. Procesa esa información de forma rutinaria para ordenar a las distintas partes de tu cuerpo que se muevan suavemente, mantengan el equilibrio y modulen tu voz. ¿Conoces los cinco sentidos? La propiocepción es un sexto sentido, tu «sentido de la posición».

La *conciencia cinética* es el sentido constante y cambiante de dónde se encuentra tu cuerpo en el tiempo y el espacio. No basta con controlar tus movimientos, has de realizar los movimientos correctos para conseguir lo que deseas. ¿Quieres acercarte a la cara de una persona, o apoyarte casualmente sobre su cabello? ¿Quieres oler el pecho de una persona, o chocar accidentalmente con tu nariz en él? La conciencia cinética es el radar tridimensional de tu cuerpo, sin que tengas que ser consciente todo el tiempo de él.

---

* Por supuesto, también necesitas habilidades emocionales para *tolerar estar tan cerca* de otra persona y de su cuerpo. Hemos hablado de algunas de estas habilidades en el capítulo anterior, y seguiremos haciéndolo más adelante en este mismo capítulo.

Una actividad como esquiar requiere que ambas habilidades trabajen juntas: la propiocepción te da el sentido reflexivo de lo que han de hacer tus miembros para mantenerte erguido. La conciencia cinética te hace saber dónde se encuentra tu cuerpo respecto a los esquíes y la pendiente para que puedas ajustar tu ángulo, velocidad y dirección.

Otro ejemplo es el habla cotidiana. Es una habilidad (física) para saber cómo crear cierto volumen; es una habilidad (física) separada para saber cómo suena tu voz cuando le das cierto volumen; es una tercera habilidad —cognitiva, no física— la que decide si tu voz tiene el volumen correcto para la situación; luego volvemos a la primera habilidad de ajustar el volumen para conseguir el nivel deseado. Cuando te encuentras en un pequeño café romántico y el idiota de la mesa de al lado está hablando por el móvil a grito pelado, no sabes si se está dando cuenta del volumen al que lo está haciendo o si no le importa, quizás hasta piense que es adecuado. Cada una de estas cosas implica una habilidad diferente (para el idiota).

¿Qué tiene que ver esto con el sexo? Aquí tienes un ejemplo: la propiocepción te da el sentido para saber cómo mover tus brazos para abrazar a alguien. La conciencia cinética te indica la distancia que has de abarcar y la fuerza del abrazo que necesitas para que el receptor reciba tu intento de abrazo. Luego, por supuesto, está la habilidad social de juzgar si esta persona quiere que la abraces (lo que constituye una tercera parte de la situación).

Cuando los instintos no acaban de funcionar

A los entrenadores de atletas, a las bailarinas y a los expertos en el desarrollo infantil este tema les resulta fascinante. Pero la mayoría pasamos por alto estas dos habilidades inconscientes, hasta que existe un problema. De hecho, las deficiencias en estas dos habilidades crean grandes trastornos en las relaciones sexuales. Pero la mayoría de las personas no piensan en estos instintos, y, por lo tanto, no se dan cuenta de que los trastornos en uno o en ambos pueden ser la fuente del problema.

Por ejemplo, cuando las personas tienen trastornos de la propiocepción, tienen problemas con:

- Saber instintivamente qué partes de su cuerpo mover para moverse
  de cierta forma.
- Saber instintivamente cuánta presión han de hacer, por ejemplo,
  para acariciar un brazo o pellizcar un pecho.

Asimismo, cuando las personas tienen dificultades con la conciencia
cinética, tienen problemas con:

- Calcular aproximadamente cómo notará otra persona sus movimientos corporales.
- Calcular con precisión lo cerca que están de otra persona, la velocidad a la que realmente se están acercando a ella o alejándose de
  ella, y en qué medida se parecen o se diferencian dos movimientos.

Podríamos describir este tipo de problemas como discapacidades de
aprendizaje neurosexual. Observemos que esto es totalmente distinto a
que alguien diga: «Por favor, no me toques de esta manera» y que la otra
persona responda: «Ah, venga, no hay nada de malo con que te toque así.
Tienes que superarlo». Y, por supuesto, las personas que están frustradas
por estos problemas no se imaginan que tengan esa discapacidad.

Las personas con estas discapacidades pueden ser consideradas tor-
pes, egoístas o pasotas por sus parejas, que pueden impacientarse o estar
resentidas. Suponen que si la otra persona prestara más atención y se
preocupara más, no se apoyaría donde no debe y no les tiraría del pelo
sin darse cuenta o «susurrando» demasiado alto al oído.

Pero la propiocepción y la conciencia cinética, al igual que la vista o
el oído, no son una cuestión de «prestar atención».

Aquí tienes una forma sencilla de revisarte tú o a tu pareja. Sabemos
que alguien que siempre está pidiendo a los demás que hablen más alto
suele tener algún problema de oído; o, al revés, puede que alguien se
queje de que su pareja habla demasiado alto. Si tu pareja dice «ay» mu-

chas veces en la cama, o hay interrupciones constantes en el acto sexual por patadas, codazos, mordiscos demasiado fuertes, puede que la culpa sea de una de estas dificultades neurosexuales. Si es así, tanto tu pareja como tú debéis pensar que puede que se trate de un problema físico y no de un defecto del carácter, y enfocarlo como una discapacidad de aprendizaje.

Por supuesto, hay personas que son egocéntricas y que pasan de todo. Pero las que tienen que hacer un esfuerzo debido a una falta de instinto respecto a su cuerpo —tanto si son conscientes de su lucha como si no—, deberían explorarlo en un entorno de cooperación. Las personas han de hablar de cómo superar esta deficiencia, del mismo modo que lo harían si su pareja tuviera problemas de memoria o padeciera un trastorno por déficit de atención.

Por otra parte, una pareja sexual con un alto grado de propiocepción, técnicamente suele parecer experta. Y una pareja sexual con un alto grado de conciencia cinética parecerá empática y sensible. El amante ideal, por supuesto, tiene mucho de estas habilidades (y un pelo estupendo y mucho dinero, pero eso es otra historia).

Sin embargo, cuando haces el amor con alguien que tiene poca propiocepción, puede que pienses: «Él es muy torpe» o «Ella no sabe qué hacer en la cama». Cuando haces el amor con alguien que tiene una propiocepción razonable pero que le falta conciencia cinética, puede que pienses: «Es un gran atleta, pero no conecta conmigo», «Es estupenda en la cama, pero le falta algo» o «Es maravilloso, pero está demasiado preocupado de sí mismo». En general, criticaremos a las parejas sexuales a las que les falte una u otra de estas habilidades instintivas, pensando que su carácter refleja rasgos emocionales o caracteriales inaceptables, como pasotismo, egoísmo, chulería, agresividad, mal humor, grosería.

La peor combinación, por supuesto, es una persona poco sensible (A) que se junta con una supersensible (B). Entonces, parece que A tenga sólo dos modalidades para el tacto —demasiado fuerte o demasiado flojo—, mientras que B necesita que A tenga doscientas modalidades entre esos dos extremos y desea ser acariciado concretamente en una (y sólo en una) de esas doscientas modalidades. De la misma manera, una persona puede que sólo perciba el color rojo, mientras que su pareja puede distinguir docenas de tonalidades de rojo, naranja, rosa y dorado. Ahora imagina que son una pareja de diseñadores de ropa o impresores de offset, profesiones en las que es esencial poder distinguir las gamas de colores.

Por desgracia, la forma en que el cerebro piensa en los procesos y responde a la respuesta interna del cuerpo puede verse afectada por los traumas o las malas experiencias del pasado o del presente. De hecho, la ansiedad (incluida la ansiedad por ser «torpe») puede afectar a tu proceso interno de reacción, incluida la habitual presión que tú mismo/a ejerces sobre ti respecto al sexo al intentar desesperadamente hacer ciertas cosas.*

Esto suena a un jugador de béisbol que se esfuerza tanto que no consigue atrapar la bola, ¿verdad? Por el contrario, cuando decimos que un atleta rinde más bajo presión, nos estamos refiriendo a que puede soportar la presión externa sin que se vean afectados su procesamiento, reacción y funcionamiento motor. Es decir, no responde a la presión *externa* creando presión *interna* perjudicial. Algunas personas usan trucos conscientemente para conseguirlo (como visualizaciones o algún recurso para memorizar). Para otras es lo más natural.

Tocar puede ser complicado

Hay otro aspecto físico de la sexualidad: la afinidad en el *tacto*. A algunas personas no les gusta demasiado que las toquen, mientras que a otras les encanta. No debería sorprendernos esto; al fin y al cabo, no es normal

---

* Hay formas de mejorar la propiocepción y la conciencia cinética. El primer paso es buscar la ayuda de un neurólogo, psiquiatra o especialista en medicina deportiva. Técnicas como el método Feldenkreis, Pilates y Alexander pueden ayudarte a incrementar tu conciencia corporal y a que aprendas a autocontrolarte, así como el yoga, el taichi, los juegos malabares y trabajar con un entrenador con una tabla de equilibrio, bola de equilibrio o cualquier otro instrumento de gimnasio.

que dos personas tengan el mismo grado de interés en algo, tanto si se trata de atardeceres como de un bocadillo con queso o de las películas de Gwyneth Paltrow.

Al igual que con todo lo demás, todos empezamos nuestra existencia con nuestro grado de interés único en el tacto. Pero la forma en que respondemos a que nos toquen es algo más que una cuestión de gusto personal; algunos bebés aparentemente son más sensibles a los estímulos que otros. Oyen, huelen, sienten, saborean y ven las cosas más intensamente, lo que puede ser muy desconcertante. Esos bebés pronto se crean una fama de ser maniáticos respecto a cómo les dan de comer o los tienen en brazos, y no se adaptan demasiado bien a los cambios en el entorno (encender la luz, un ruido exterior, el olor de papá cuando llega de trabajar).

Es comprensible que no regalen a sus cuidadores muchas sonrisas ni arrullos, que es el peor de los pecados que puede cometer un bebé.

Estos bebés extrasensibles intentan comunicarse al menos tanto como los otros bebés, mediante vocalizaciones y gestos, moviéndose para indicar que quieren que los tengan en brazos o señalando el juguete deseado. Pero normalmente no tienen tanto éxito como los otros bebés porque están más afligidos, tienen exigencias más específicas y hacen cosas menos atractivas. Les resulta imposible transmitir su mayor deseo —«¡estímulos menos intensos, por favor!»—, es difícil que los padres puedan entenderlo, y poco probable que las demás personas se adapten a lo que quieren.

Ahora, situémonos dentro de treinta años.

Algunos adultos que son demasiado sensibles a la estimulación puede que lo expresen a través de un desagrado por el tacto, los olores corporales, la humedad del sexo, etc. Pueden parecer anti-sexo, del mismo modo que también pueden parecer anti-música, anti-comida, anti-ropa, anti-tiendas, anti-risas de otras personas. Pero puede que no sea así, puede que simplemente sea que la intensidad normal de la actividad sexual, al igual que la de estas otras cosas, sea excesiva para poder asimilarla con comodidad.

Ese malestar puede desconcertarte si eres de esas personas que anhe-

la caricias, la intimidad y el placer sexual y careces de ello por la naturaleza reservada de tu pareja. Si estás convencido/a de que las rarezas de tu
pareja son culpa tuya —si te tomas de forma personal su falta de interés
por las caricias o el sexo—, eso puede hacer que tu conversación respecto a este tema sea prácticamente imposible. La Inteligencia Sexual nos
recuerda que no hemos de tomarnos como algo personal las preferencias, limitaciones o «funcionamiento» de nuestra pareja. Es una de las
formas más importantes de liberar al sexo de la ansiedad por la actuación.*

El aspecto emocional de los asuntos corporales

Tras haber examinado nuestro equipamiento físico y sus peculiaridades,
veamos ahora algunas de las formas en las que has de sentirte bien emocionalmente con tu cuerpo respecto al sexo. Incluso con los instintos físicos más exquisitamente desarrollados has de hacer frente a una amplia
gama de circunstancias para disfrutar de un sencillo encuentro sexual.

La Inteligencia Sexual reconoce esta realidad y nos proporciona las
herramientas para que nos sintamos cómodos con la suciedad del sexo,
tanto en sentido literal como figurativo.

El sexo es, literalmente, sucio

El sexo es inevitablemente húmedo, oloroso y sudoroso, y muchas veces
se practica con cuerpos que no están perfectamente limpios. Se utilizan
diferentes aberturas corporales, incluida la boca. Y se usan, o están muy

---

* Hay muchas especialidades clínicas que ofrecen fórmulas eficaces para potenciar sentirse
cómodo con las caricias y el interés en ellas: los terapeutas físicos y ocupacionales; el yoga, el
baile y los masajistas; los psicólogos; terapia sexual con una pareja sustituta; y los hipnoterapeu-
tas que realizan visualizaciones guiadas. Las parejas pueden participar juntas en la mayoría de
estas modalidades.

cerca, los órganos excretores que procesan nuestros productos de dese-
cho diarios. Cualquier niño/a de diez años sabe lo extraordinariamente
asquerosa que suena esa idea. Para disfrutar del sexo, has de contemplar-
lo de un modo totalmente distinto.

Aunque la mayoría de las personas no hacen nada específico para que
el coito sea más sucio de lo necesario, una pareja puede acordar no aplicar las reglas habituales del decoro en el acto sexual. Tu pareja y tú podéis decidir que ensuciar la cama, babear, gruñir y llorar es aceptable,
que no hace falta ninguna disculpa o explicación. Hacer que el coito sea
una «zona sin vigilancia» puede ayudarnos a relajarnos y a dejar que
nuestro cuerpo haga lo que le plazca, que es una forma bastante segura
de aumentar el placer, conservar la autoestima y propiciar la intimidad.
Eso es la Inteligencia Sexual.

Para las personas que no pueden soportar el desorden, el sexo es algo
de lo que han de protegerse. Pocas personas que necesitan que su pareja
esté inmaculadamente limpia (y estar ellas mismas limpias, por supuesto) antes de tener relaciones pueden relajarse y disfrutar plenamente. Y
a las personas que esperan permanecer limpias y secas durante todo el
acto también les cuesta bastante disfrutar de él. Eso es porque ven sus
cuerpos como una fuente de contaminación, desorden, suciedad e indis-
ciplina, en lugar de verlos como una fuente de placer. Ven el cuerpo
como un problema, en vez de verlo como un juguete.

Cuando algunos pacientes se quejan de la actividad sexual utilizando
palabras como *desordenada, descuidada, chorreante, babosa, antihigiénica,
sucia o desorganizada,* evalúo su tolerancia al desorden y a los cuerpos en
general. A las personas demasiado maniáticas con la limpieza les digo que
entiendo por qué probablemente estén haciendo que el mundo del sexo
sea más difícil para ellas de lo que debería. Si su pareja también las acompaña a la terapia, les recuerdo a los dos que no deben tomarse las preferencias y necesidades de su pareja como una crítica personal o como una actitud egoísta. Y las animo a que se tomen un minuto antes de iniciar la
relación sexual para relajarse juntos y concentrarse en las partes del cuerpo de su compañero o compañera que les gustan. Visualizar el placer, la
calma y la conexión durante el sexo suele ser útil para la persona a la que

le preocupa la suciedad del sexo. Les sugiero a las personas que aprendan a interpretar la humedad y la suciedad del sexo como una expresión de intimidad y seguridad, en lugar de considerarlo como un caos o un peligro.

Confía en tu propio cuerpo

Tu cuerpo se siente como se siente. Unas veces está excitado. Otras no. ¿Te fías de su juicio?

Nuestros cuerpos no tienen más moralidad que la sensación inmediata. Tu dedo no sabe si lo estás poniendo en una parte socialmente «limpia» del cuerpo de tu pareja o en una parte «sucia»; tu lengua no sabe si está lamiendo una parte «normal» del cuerpo de alguien o una parte «prohibida».

Si juzgamos nuestras experiencias físicas a través de un filtro cultural —esto es sexo, esto no lo es, esto es limpio, esto es sucio, esto es normal, esto no es sano, esto es gay—, le negamos al cuerpo su inteligencia y percepción naturales, incivilizadas y sin intermediarios. También mantenemos el sexo bajo el control de la actividad del hemisferio izquierdo, mientras que la Inteligencia Sexual sugiere que podemos disfrutar más fácilmente de él a través del hemisferio derecho. Por desgracia, algunas personas, durante el acto sexual, han de pensar en cada caricia, beso, momento, antes de «decidir» si van a disfrutarlo y permitir que continúe, o rechazarlo por ser demasiado pervertido, demasiado ambiguo, demasiado sucio o malo.

Observa que esta decisión es diferente del «Sí, quiero tener relaciones y no me gusta esta actividad en concreto». Por el contrario, me estoy refiriendo al «No me permito que me guste esto porque he decidido lo que *significa*». En mis años de terapeuta he visto hombres que no les permitían a sus esposas que les besaran los pezones porque «eso es lo que hacen los gays»; he visto mujeres negarse a masturbar a su novio porque «para eso tengo mi vagina»; he visto hombres y mujeres rechazar un dedo húmedo y amistoso cerca de su ano porque «eso es demasiado pervertido». No un «duele» o incluso un «va a doler», sino un «es demasiado pervertido».

Es un poco como lo de probar comidas nuevas en un viaje. Algunas personas prueban una comida nueva y la juzgan de acuerdo con su sabor. Otras preguntan qué es y deciden si lo van a probar o no según lo que les respondan. «¿Capullos de diente de león? Las flores son para verlas, no para comerlas.» «¿Cocodrilo? No puede estar bueno.» «¿Una calabaza de casi dos metros de altura? Es demasiado horripilante.» De ese modo te pierdes muchas de las riquezas de la vida.

Si intentas que todas las cosas de la vida estén bajo control, te será muy difícil disfrutar de la anarquía de tu cuerpo (salvo que hayas decidido que la actividad sexual es la única parcela donde es seguro dejarse ir). Por supuesto, el miedo a perder el control no siempre está relacionado con el sexo: para muchas personas forma parte de un proyecto neurótico inconsciente mucho más amplio. Los sexólogos nos encontramos con muchos, cómo los llamaría... «fenómenos del control». Estos pacientes suelen decirnos cómo hemos de hacer la terapia, cómo hemos de reorganizar los muebles y por qué hemos de cambiar la música que suena en la sala de espera. Muchas veces quieren discutir sobre la respuesta, y luego se quejan de que les estamos haciendo perder su tiempo.

Fronteras

Una sexualidad placentera requiere que invitemos al otro a traspasar nuestras fronteras personales y aceptar que vamos a traspasar las de otra persona. Por supuesto, eso forma parte de lo que exige y facilita el sexo.

Gran parte de la actividad sexual implica que pongamos una parte de nuestro cuerpo dentro del de otra persona: una lengua, un dedo, un pene; una boca, una vagina, un ano. Para algunas personas, la relación sexual es únicamente esta violación voluntaria y temporal de su espacio personal. Pero si no te sientes cómodo con esto, ni la erección más firme ni la mejor lubricación servirán de mucho.

¿Estás suficientemente presente en el aspecto emocional y lo bastante cómodo como para facilitar información a tu pareja cuando está sucediendo? Si no es así, ¿cómo puede él o ella saber lo que estás experimentando? A algunas personas les gustan las palabras, otras prefieren los gestos. Otras se imaginan que la fusión psicoerótica es tan completa que cada uno intuye la experiencia del otro. (Suena a los años sesenta.) Para un adulto del siglo XXI, la comunicación verbal es la mejor opción.

Pero algunas personas se sienten muy cohibidas para expresarse. Se imaginan que su experiencia no debería ser reconocida, o que el mero hecho de expresarla es poco atractivo o inapropiado (que es como decir «Quiero hacer frases completas, pero intento hacerlo sin la "k" ni la "g" porque no son propias de una dama»).

Algunas personas dudan en comunicarse mientras hacen el amor porque expresar lo que de verdad sienten las hace vulnerables, y eso asusta. Tienen razón, es más probable que alguien sepa cómo te sientes cuando se lo dices. Como terapeuta, investigo qué es exactamente lo que hace que esto nos cueste: ¿experimentar placer contradice la imagen que tiene una persona de sí misma de ser recatada y sana? ¿Supone un conflicto para la imagen que tiene una persona de sí misma el sentir *algo* de índole sexual? Sin comunicación, al sexo le falta algo. ¿Qué podría explicar semejante inhibición?

Algo que hace que la violación de las fronteras en el sexo (consentido) sea más cómoda es estar seguro de que terminará cuando termine el acto sexual. La rivalidad en el partido de tenis del fin de semana está bien si estamos seguros de que concluirá una vez que acabemos de jugar. Lanzaremos la pelota bien alta si nuestro oponente está de cara al sol, pero cuando termine el partido no le tiraremos las llaves del coche entre la maleza, donde no pueda encontrarlas.

Si las fronteras personales no se respetan *fuera* de la actividad sexual, es difícil bajar la guardia *dentro* de ella. De hecho, si no existe una división de poder saludable en una relación, el mundo del sexo puede ser el único lugar donde uno se permita decir que no. Por supuesto, a veces las personas hacen esto de una forma indirecta, a través de un dolor de cabeza, de enfrascarse en una pelea, de estar demasiado cansadas o de aceptar trabajo extra.

El trauma de Salvadore poco tenía que ver con el sexo. Para poder divorciarse de él y casarse con otro, décadas atrás, su ex mujer le acusó de agresión sexual, le dieron una orden de alejamiento en la que le prohibieron volver a ver a sus hijos y ella se quedó con todo el dinero. Se hundió tanto por todo esto, y llegó a tal grado de agotamiento por ir a abogados, trabajadores sociales y psiquiatras que al final también perdió su trabajo. Se apartó de la gente, y especialmente de las mujeres.

Hace tres años conoció a Elizabeth, una mujer obesa, solitaria y harta de vivir sola. Una de las cosas que ella quería era actividad sexual. La otra, que la acariciaran. Salvadore tenía 62 años en aquellos momentos y no podía ofrecerle demasiado de ninguna de esas dos cosas. Así que Elizabeth decidió que tenían que ir a «terapia sexual», básicamente para «arreglarlo» a él. En nuestras sesiones iniciales, Salvadore apenas se atrevía a mirarme. Elizabeth se quejaba de muchas cosas: de que su ropa era vieja y no le sentaba bien, de que necesitaba un corte de pelo, de que él hablaba entre dientes, de que no era ordenado en la casa, etc.

Todas estas observaciones eran ciertas, pero las continuas críticas de Elizabeth a Salvadore le recordaban a su ex mujer, que se había quejado durante años de lo inepto que era. Por si fuera poco, el mero hecho de mantener una relación le recordaba cuando estaba casado, lo que le causaba una gran ansiedad.

Salvadore nunca había sido una persona muy interesada en las caricias o en la sexualidad, y estaba demasiado traumatizado como para confiar y relacionarse con una pareja, y sus expresiones físicas de afecto e incluso su presencia física simplemente se derrumbaban bajo ese estrés emocional. Pronto descubrimos que había afrontado las amenazas de su ex mujer y los interminables y agresivos interrogatorios de la policía y de los trabajadores sociales a través de la disociación. Su mente había desconectado su función psicológica consciente, interrumpiendo el procesamiento normal de los estímulos externos, distanciándose de las experiencias que eran demasiado fuertes para ella.

De hecho, una de las razones por las que salió tan mal parado con los

jueces y los trabajadores sociales fue por su incapacidad para defenderse, y su lenguaje corporal derrotista y depresivo, así como su aspecto
poco cuidado, daban la razón a su ex mujer de que no era apto para ser
padre.

Salvadore estaba literalmente traumatizado. En realidad, yo le diag-
nostiqué TEPT (trastorno por estrés postraumático). Aunque la sexualidad no tenía nada que ver con el origen de su TEPT, ese estado le estaba
ocasionando problemas sexuales.

Debido a su anterior pesadilla conyugal, muchas veces activaba la disociación con Elizabeth, a menudo sin darse cuenta. Cuando sentía algo,
solía ser rabia. Eso desencadenaba la rabia de ella, que también tenía sus
conflictos personales con la ira, y trabajar en una cadena de montaje
bajo mucha presión en una fábrica disfuncional no era precisamente una
gran ayuda. Se peleaban mucho. El Pasivo Salvadore se convertía en el
Mezquino Salvadore. Ninguno de los dos Salvadore podía funcionar en
una relación ni disfrutar del sexo.

Cuando Salvadore disociaba, apenas podía tocar a Elizabeth ni podía
hacer el amor, entonces ella se desesperaba. A veces respondía a sus sú-
plicas o amenazas y la acariciaba superficialmente o incluso accedía al
sexo pasivo. Pero, como es lógico, ella quería mucho, mucho más.

TEPT de él + deseo de ella = problemas en la relación

Antes de conseguir que Salvadore pudiera sentir más deseo de sexo o
incluso de caricias, debíamos dirigir la terapia a conseguir que reincor-
porara su cuerpo a su vida y a su relación. Así que primero teníamos que
hacer algunas cosas. Nuestro trabajo tenía que incluir:

- Identificar que Salvadore se estaba enfrentando a su TEPT.
- Comprender el significado de «disociación» y sus repercusiones.
- Que Elizabeth comprendiera que Salvadore no la estaba rechazan-
  do a ella.
- Que Salvadore reconociera lo que suponía para Elizabeth estar con
  alguien cuyo cuerpo estaba ausente en la relación.

- Ayudarles a ambos a que se dieran cuenta de que ninguno de los dos tenía la culpa.
- Hacer que él aceptara el placer físico en actividades que *no* fueran físicas.
- Hacer comprender a Salvadore que por más que en algunos momentos Elizabeth le recordara a su ex mujer, *no* era su ex mujer.
- La necesidad de que Elizabeth le dejara un poco tranquilo, y no porque su apetito hacia él fuera malo.
- Ejercicios de caricias estructurados.
- Tanto Salvadore como Elizabeth tenían que aprender a reconocer los síntomas cuando él desaparecía emocionalmente, y aprender a interrumpir la relación sexual si sucedía eso y hablar de ello.

Tras una docena de sesiones muy dolorosas, Salvadore medio despertó de su trance.

—Elizabeth no es perfecta, pero no es mi ex mujer, ¿verdad?

Todos acordamos que no lo era.

—Por lo tanto, no tengo que protegerme de ella —dijo con precaución. Por primera vez en toda su relación habló de experiencias de «desconectar, apagar y entrar en un estado interno de animación suspendida». Habló de que el sufrimiento —la traición de su esposa, la pérdida de sus hijos, los humillantes y temibles interrogatorios por parte de «polis y loqueros»— había sido tan intenso que le resultaba más fácil «no sentir nada, no desear nada y no ser nada».

Éste era el hombre por quien Elizabeth deseaba sentir deseo, sentir placer, intimidad y conexión con su cuerpo. Por desgracia, eso no era realista para Salvadore tal como estaban las cosas. Pero estaba motivado para cambiar. Empezamos por poco. Todavía seguimos en ello.

Experimentar y sentirse cómodo con la masturbación

Hace un siglo, Oscar Wilde dijo algo que se haría famoso: «Amarse a uno mismo es el principio de un romance para toda la vida».

La masturbación es su máximo ejemplo. En los países occidentales, más del 90 por ciento de los hombres y dos tercios de las mujeres se masturban en algún momento. En 2009, varios países europeos incluso empezaron a fomentarlo como un hábito saludable.

Por supuesto, no todo el mundo opina lo mismo. Cuando mis pacientes me hablan de ello, les pregunto si lo disfrutan. Muchos me miran como si estuviera loco: «Por supuesto que lo disfruto, doctor, ¿por qué lo haría si no?» Pero una considerable minoría no: se masturban, se sienten culpables, egoístas o infieles (con su pareja e incluso con Dios), van deprisa para que nadie los pille, mienten a su pareja por ello o se frustran cuando no llegan al clímax.

La experiencia de la masturbación es vital para la Inteligencia Sexual. Aunque en estos momentos puede que una persona no necesite masturbarse para disfrutar del sexo con su pareja, es útil que lo haya hecho en alguna ocasión. O si no lo ha hecho nunca, es importante que el sentido de culpabilidad, el miedo o la vergüenza no sean el motivo.

Años (o décadas) antes de tener relaciones con otra persona, la masturbación nos ayuda a familiarizarnos con nuestro cuerpo y con el sentimiento de deseo, inicio de la excitación, excitación sexual y satisfacción. Quizá lo más importante sea que desarrolla nuestra *capacidad sexual*, el conocimiento de que:

- Tu sexualidad te pertenece.
- Puedes experimentarla sin saber exactamente lo que va a pasar.
- Puedes crear experiencias que te complacen.
- Concentrarte en tu sexualidad no te hace egoísta o tacaño, lascivo u obseso sexual, o inferior o diferente a quien «realmente» eres.

La capacidad sexual se opone a la idea que aprenden muchos niños y que siguen acarreando cuando se hacen adultos: que el deseo de masturbarse es vergonzoso o patológico, un impulso enfermizo al que hemos de resistirnos, que acabará haciéndoles daño si se entregan a él.

Hay una cosa más que recordar sobre la capacidad sexual: puedes masturbarte incluso cuando tienes una relación sexual con alguien.

De hecho, puedes hacerlo aunque tu pareja se queje de que no le das suficiente sexo. Por supuesto, no debes descuidar esa queja, pero según mi experiencia clínica, restringir la masturbación no necesariamente aumenta el deseo por la pareja. Es como decir: «Come menos helado, porque así comerás más brécol». Privar a tu pareja de una de sus válvulas de escape sexuales favoritas para que te desee más rara vez funciona.*

El siguiente paso lógico de la capacidad sexual es tocarte abiertamente *mientras* haces el amor con otra persona. ¿Qué te parece esto para desafiar un tabú?

No sé que haya estadísticas sobre cuántos hombres y mujeres hacen esto, pero sé que no es habitual. Es una pena, porque hay muchas buenas razones para hacerlo. Por supuesto, el placer es la primera. No hay nada como conseguir que te toquen como a ti te gusta, es decir la velocidad, presión, ángulo y localización correctos. Y si estás realmente excitado/a —a raíz de la actividad sexual con tu pareja—, puede que sea el momento adecuado para tomar el mando y concederte lo que deseas. Yo no lo llamo masturbación, porque la masturbación es cuando lo haces solo. Lo llamo tocarte a ti mismo durante el acto sexual con tu pareja. Eso es más exacto, suena más atractivo y ayuda a las personas a superar sus inhibiciones al respecto.

Por supuesto, también hay otras razones para acariciarte mientras haces el amor con tu pareja. Por ejemplo, es la mejor forma de enseñarle a tu pareja qué es lo que te gusta. Si eres mujer, tu pareja masculina no puede saber la sensibilidad que tienes en el clítoris cuando estás muy excitada, o en qué ángulo quieres que entre un dedo en tu vagina. Si eres hombre, hace años que sabes que las mujeres necesitan

---

* Cuando se han de afrontar discrepancias sobre el deseo o quejas por utilizar la pornografía, muchos terapeutas cometen el mismo error: insistir en que el miembro de la pareja que tiene menos deseo sexual deje de masturbarse para aumentar su deseo de tener relaciones con su pareja. Si realmente logras que alguien se masturbe menos (poco habitual, según mi experiencia clínica), rara vez se consigue nada. Véase el apéndice 1 (escrito para los profesionales y acerca de ellos) para más detalles.

instrucciones para saber cuánto (cuándo y dónde) pueden apretarte los testículos.

La opción de acariciarte mientras haces el amor con tu pareja multiplica tus posibilidades. Cuatro manos, en vez de dos. Ángulos y presiones que de otro modo no estarían a tu disposición. Además, eso significa que no dependes de la energía o del interés de tu pareja. Ésta puede jurarte que cuando haya llegado al clímax seguirá contigo, pero, bueno, a veces interviene esa vieja hormona de la desconexión-postorgasmo, y entonces va muy bien echarte una mano a ti mismo. Y si eres de esas personas a las que les gusta (o necesitan) una estimulación constante durante bastante rato para llegar al clímax, es estupendo darle un descanso a tu pareja de vez en cuando (o ver este asunto de otro modo, para que él o ella te lo den a ti).

Por último, tocarte mientras haces el amor con tu pareja la anima a hacer lo mismo. Si tu pareja no lo ha hecho nunca o el mero hecho de pensarlo la avergüenza, esto cambiará su vida. Si tú ya lo haces, supongo que ya habrá cambiado la tuya, ¿no es cierto?

El regalo de estar presente

Algunas personas no se dan cuenta de que para disfrutar del sexo has de prestarle atención. No es como ver la televisión, donde puedes poner el piloto automático y dejar que suceda. Bueno, supongo que también puedes poner el piloto automático cuando tienes relaciones sexuales si no te importa que hacer el amor sea como ver la tele.

Muchas personas no saben cómo estar atentas mientras hacen el amor. Es una habilidad como concentrarse en el sabor de algo (en lugar de leer o hablar por teléfono mientras comes y te pierdes la experiencia real de la comida), o en disfrutar de una película (en vez de concentrarte en lo incómodo que es tu asiento), o en la belleza del puente Golden Gate (en lugar de enfadarte por lo mal que está el tráfico).

Hay muchas opciones sobre en qué concentrarte durante las relaciones. ¿Escuchar a los vecinos de al lado? ¿Preguntarte si te está saliendo más barriga? ¿Pensar que deberías haberte duchado antes? ¿Observar que hay que sacarle el polvo a las cortinas? ¿Observar que tu marido necesita que le saquen el polvo?

Por supuesto, también está siempre el pasado que atender: cómo fue la última vez, cómo fue la primera vez, cómo fue hace dos años, qué me dices de la vez que te tiraste un pedo cuando estabas haciendo el amor y tu novio se burló tanto de ti que pensaste que jamás lo superarías, qué me dices de la época en que pensabas que se estaba mofando de ti y tuvisteis relaciones sexuales de todos modos durante semanas aunque detestabas hacerlo...

Tal como escribió una vez William Faulkner: «El pasado no muere nunca. Ni siquiera es pasado».

Y como ya hemos visto en otra parte, demasiadas personas están pendientes de su propia respuesta sexual cuando hacen el amor: ¿me estoy excitando suficiente? ¿Me estoy excitando lo bastante rápido? ¿Está bien mi erección? ¿Está bien mi lubricación? ¿Tengo un orgasmo? ¿Estábien el rato que tardo en tener un orgasmo? Son demasiadas cosas en qué pensar. Y dificulta prestar atención al aspecto que tienen las cosas, a su olor y a cómo las sientes, que es lo que verdaderamente supone la experiencia del sexo.

A algunas personas las asusta vivir conscientemente en su cuerpo. Las asusta tener una mente tranquila. Prestar atención a lo que perciben sus dedos, nariz y ojos les resulta demasiado..., demasiado... *personal*. Demasiado privado. Tener relaciones sin olvidarse del cuerpo, tener relaciones con la mente tranquila, prestar atención durante el coito, para algunas personas es demasiado íntimo. Lo único que tienes eres tú y la otra persona, sin nada que medie entre ambos o diluya la experiencia. Y luego preocupaciones como «quizás tengo demasiado pelo en los huevos» o «espero que el zapatero tenga abierto el domingo» son una distracción bien recibida.

Si en un momento te acuerdas de algo, te animo a que interrumpas el coito cuando te des cuenta de que tienes problemas para concentrarte en el presente —sí, justo en la mitad—, mires a tu pareja y le digas amablemente:

- «¿Te importa que vayamos más despacio y que volvamos a empezar, cariño?» o
- «Mmm, no estoy en el estado de ánimo que pensaba. Mejor lo probamos en otro momento».

Añade estas frases a tu vocabulario sexual y utilízalas cuando lo consideres apropiado.

Centra tu atención en cómo sientes tu cuerpo durante el acto sexual. De hecho, podrías pintarlo en el techo de tu dormitorio.

En lo que respecta al sexo, te has de preguntar: ¿es mi cuerpo un problema que he de aguantar, del que me he de reír, al que he de frustrar, o es un recurso, un juguete, un lugar de placer, un lugar de integridad? Si es lo primero, te será difícil estar presente, te costará conectar con tu pareja (y con su cuerpo) y te costará usar tu cuerpo para expresar sentimientos positivos o explorarte a ti mismo.

Si es lo segundo, todo es posible. Parte del trabajo de la terapia es ayudar a la gente a descubrir qué experiencia del cuerpo le resulta más familiar, decidir cuál prefiere, y averiguar cómo conseguirla.

TERCERA PARTE

IMPLICACIONES Y APLICACIONES

7

Renunciar a una pretendida normalidad

Obstáculos para desarrollar la Inteligencia Sexual

Winchester era un hombre bastante agradable, jugador de bolos cordial, esposo dispuesto a ayudar y buen dentista. Ninguna de las personas de su vida diría de él que era testarudo, salvo yo.

En un principio vino a verme porque había perdido mucho deseo sexual y cada vez confiaba menos en sus erecciones. Amaba a su esposa y realmente quería que funcionara su relación y su vida sexual. De ella decía que era guapa, campechana y que le gustaba hacer el amor.

—Simplemente quiero que las relaciones vuelvan a ser como antes —me dijo francamente—. Amo a Janie y quiero que nuestra vida sexual vuelva a ser normal.

Es razonable, pensé yo.

Winchester había estado yendo a jugar a los bolos casi cada lunes durante veinte años, con una impresionante puntuación media de 220. Pero como sucede con todos los deportes, jugar a los bolos durante tanto tiempo y con un nivel de rendimiento tan alto le había pasado factura a su cuerpo. Unos años antes de cumplir los 40 empezó a tener dolor de espalda, y nunca desapareció. Año tras año iba empeorando; era un dolor sordo que se convertía en una punzada cuando se giraba o se agachaba mal. Resultó que entre esos «movimientos mal realizados» estaba la postura coital del misionero y ponerse de rodillas para complacer a su mujer con el sexo oral.

Esto es: hacer el amor le dolía. Casi siempre: unas veces mucho, otras veces poco. El dolor le obligaba a limitar las posturas en las que podía practicar el coito o el sexo oral. Pero recordemos que Winchester era testarudo, así que seguía haciendo el amor en sus posiciones favoritas, soportando frecuentes punzadas de dolor. Al final, cuando le sucedía eso perdía su erección. Y después empezó a evitar las relaciones.

No quería admitir esto ante Janie. En muchas sesiones hablamos de su negativa a comentárselo a su mujer, a pesar de que reconocía que ella probablemente lo comprendería.

—Pero yo no quiero comprensión —se lamentaba—. Quiero ponerme encima de ella y hacerlo. Como un hombre.

—Según parece —le dije—, no puedes hacerlo. Puedes gozar de muchos tesoros sexuales en tu vida, pero por lo visto no de éste.

Estaba desolado.

—¿Nunca más podré volver a echar un buen polvo?

—Sí, podrás —le respondí—. Pero no de la forma en que tú crees que ha de ser.

La mayoría de las personas piensan que sólo son las mujeres las que a veces tienen molestias cuando hacen el amor. Eso no es cierto.

—Winchester —le dije—, lo tuyo no es un problema sexual, sino espiritual o existencial. Aunque sólo tengas cuarenta y cuatro años, te estás enfrentando a tu condición de mortal. Te estás viendo obligado a reinventar lo que significa para ti ser un hombre.

Winchester se vería forzado a «conformarse»; a menos que fuera capaz de ser creativo y reinventar el sexo y a sí mismo. Es algo que todos tendremos que hacer tarde o temprano. Algunas personas lo consiguen, otras fracasan; muchas no quieren ni intentarlo y se refugian en la amargura, la depresión o el solipsismo. Le dije a Winchester que estaba seguro de que él conseguiría reinventar su sexualidad y su masculinidad. Al final me confesó que tenía miedo. «¿De tener éxito o de fracasar?» No estaba seguro.

Pasaron meses. Tuvo que trabajarse muchas cosas.

Cuando estábamos concluyendo nuestro trabajo, me preguntó si podía traer a su esposa. Yo sentía curiosidad por conocerla, por supuesto. Siempre siento curiosidad por el personaje que está entre bastidores mientras se representa la obra de la psicoterapia, en el caso de personas casadas. Pero no era el momento para satisfacer mi curiosidad; en realidad, nunca lo es.

—¿Por qué quieres que venga?

—Para que puedas explicarle lo que hemos hablado y que ella pueda comprender que no soy un quejica.

—Eres tú quien ha de decírselo —le respondí—. Ni me necesitas para eso, ni deberías pedirme que lo hiciera.

—¿Por qué?

—Porque sentarse con ella a explicarle quién eres ahora forma parte de tu proceso de crecimiento personal. Ha llegado el momento de que hables con ella y que le propongas hacer las cosas en colaboración. Puedes hacerlo.

—Es más fácil si lo haces tú.

—Sí, es cierto. Pero no se trata de hacer lo que es más fácil. A veces la actividad sexual es un medio para crecer como personas, que no siempre es la opción más sencilla. Suele ser la mejor, pero no necesariamente la más fácil.

Al final habló con ella. Tomaron una decisión: no más postura del misionero en el sexo. Los dos lloraron, ella también estaba perdiendo algo.

—Pero no quiero una relación sexual que sea dolorosa para ti —dijo ella—. Y cualquier tipo de conexión sexual contigo es mejor que nada. Mucho, pero que mucho mejor.

La Inteligencia Sexual se basa en concentrarse en las cosas correctas antes, durante y después de la relación sexual. Pero una parte de la Inteligencia Sexual también es saber cuándo has de renunciar a algo. Es evidente que concentrarnos en las cosas incorrectas dificulta que nos concentremos en lo que tenemos que concentrarnos.

Voy a citar algunas de las cosas habituales en las que se concentran las personas y explicaré la importancia de abandonarlas. Luego, en los capítulos siguientes, hablaré explícitamente de aquello en lo que hemos de concentrarnos y cómo.

Ser «normal»

Es un buen punto de partida porque ya hemos tratado bastante este tema en el capítulo 2.

De modo que esto es un simple recordatorio: mi objetivo *no* es reafirmarte que, «aunque seas diferente, eres normal». No, mis pretensiones son más ambiciosas: quiero que te olvides por completo del tema de la normalidad.

Sé que eso es difícil, porque significa que reclamas tu poder para evaluar tu sexualidad, en vez de reafirmarte comparándote con los demás. Luego, ¿cómo puede cambiar las cosas abandonar esta idea de la normalidad sexual? Aquí tienes una manera: si renuncias a ella, a esa pretendida normalidad, ¿no te sentirás más cerca de tu pareja? ¿Puede que haya algo que te gustaría preguntar o discutir con ella sobre el sexo?

Me apuesto lo que sea a que así es. Y eso ha de ser bueno para tu vida sexual.

Así que te propongo que «Renuncies a Ser "Normal"».

El coito

La relación sexual pene-vagina es la que la mayoría de las personas denominan «verdadero sexo».

Si eres lo bastante mayor como para recordar cómo era la vida antes de Internet, recordarás el rocambolesco escándalo de Monica Lewinsky, que pareció durar una eternidad. El punto culminante fue cuando el ex presidente Bill Clinton juró ante las cámaras de televisión y ante Dios que «No he tenido relaciones sexuales con esa mujer».

Resultó ser que estaba siendo literal: «relaciones sexuales» durante mucho tiempo ha sido un eufemismo para el coito pene-vagina, que según parece *no* llegó a mantener con «esa mujer».

Pero, por supuesto, hizo otras cosas que la mayoría de las personas consideran actividad sexual. Así que la gente le acusó de mentir. Posteriormente se disculparía en la televisión nacional por haber engañado deliberadamente a los ciudadanos, dejando claro, no obstante, que en términos legales había sido exacto.

Entonces, ¿qué pasa con el coito? ¿Por qué hago esto de llegar hasta el final, meter el chorizo, tirarse a alguien, meterla, fornicar, ñaca ñaca, meter el caño, montar a esa máquina, coger, zapatear, enterrar el hueso, ir al autocine, bailar el mambo horizontal, trincar, garchar, clavar, martillear, bombear, taladrar, hacer la porquería, echar un kiki, echar un polvo o chingar?

Vale, contemos las formas. Las desventajas del coito incluyen:

- Es la única forma de relación sexual que requiere erección.
- Es la única forma de relación sexual que requiere control de la natalidad.
- Para la mayoría de las mujeres no es una forma especialmente eficaz de alcanzar el orgasmo.
- Puede ser doloroso para las mujeres de mediana edad y mayores, y por lo tanto también puede ser doloroso para sus parejas.
- Es la vía más directa para transmitir enfermedades.
- Puede ser especialmente difícil acoplar las partes del cuerpo sin mirarlas (sobre todo si no hablas demasiado sobre cómo hacerlo, ya sea antes o cuando lo estás intentando).
- No necesariamente es un acto íntimo (así que deja de usar la palabra intimidad para referirte al *coito* o a *acciones sexuales*).
- En general, no excita si no estás previamente excitado.

Pero el gran problema no está realmente en el coito en sí mismo, sino en nuestra *relación* con el coito: con la creencia de que es la única forma de «sexo real», con la idea de que todo lo demás son «juegos previos» (las cosas de segundo orden que se hacen antes de la relación sexual) y con la creencia de que, una vez excitados, todos tenemos que «llegar hasta el final» para tener éxito o sentirnos satisfechos. Esta visión restringida limita nuestra flexibilidad y es justamente opuesta a lo que la mayoría de las personas dicen querer del sexo: diversión, espontaneidad y facilidad.

Aunque gran parte de esto sea verdad, independientemente de qué otras cosas decidamos que son «sexo real», hacer del coito la Actividad Sexual Especial Número Uno crea el problema extra de que el «sexo real» siempre conlleva el riesgo de la concepción no deseada.

Si no das por hecho que toda actividad sexual ha de terminar con el coito, puedes:

- Iniciar la actividad sexual sin tener que preocuparte por tu «funcionamiento».
- Disfrutar de la actividad erótica sin la distracción de controlar «adónde se dirige».
- Concentrarte en hacer las cosas que te gustan, en lugar de concentrarte en excitarte.

Por lo tanto, te propongo que «Renuncies al Coito».

La jerarquía de las actividades sexuales

Para la mayoría de los adultos, ser competentes sexualmente implica una jerarquía: todo el mundo sabe que algunas actividades sexuales son superiores o se parecen más al «sexo real» que otras. Observemos que ser «más como el sexo real» *no* es lo mismo que ser «más placenteras». Puede que las personas no se pongan de acuerdo respecto a qué cosas son mejores, pero la mayoría de los adultos creen en la existencia de una especie de jerarquía sexual.

Las distintas culturas y los grupos étnicos estadounidenses valoran diferentes aspectos de la sexualidad, por ejemplo, la modestia, la experimentación, el autocontrol, rechazar la anticoncepción, tener múltiples parejas, no sentir dolor, la sumisión de la mujer, el acto de seducción y el orgasmo. Sea como fuere, en la cultura occidental existe el consenso de que en la cúspide de la jerarquía heterosexual se encuentra el coito. Esto significa que, según a quién le preguntes, el coito será la actividad sexual más «seria», más peligrosa, más placentera, más íntima, más divina, más «natural» o más «normal».

La mayoría de los estadounidenses estarían de acuerdo en que justo después del coito se encuentran otras formas de sexo genital con una pareja (como el sexo oral, el sexo anal y los trabajos manuales), a continuación vendría la masturbación y el sexo no genital. Los besos son un comodín, porque a algunas personas les aburren, para otras son una intrusión o incluso las apaga; sin embargo, para otras son el no va más de la intimidad. (Puedes hacer el coito cuando estás enfadado/a, pero ¿besar? ¡Uj, qué asco!)

Sexo comercial, sexo por Internet, sexo por teléfono, sexo «alternativo» o «pervertido» (sadomasoquismo, por ejemplo), fetichismo (pies, orina, guantes, etc.): cada uno de ellos tiene su propio lugar. Para los que las practican, estas actividades son muy eróticas, mientras que los no practicantes se suelen rascar la cabeza y decir: «Pero ¿dónde está el *sexo* en todo esto?»

Entonces, ¿de qué modo reduce nuestra satisfacción prestar atención a esta jerarquía imaginaria?

Creer en una jerarquía sexual desvaloriza nuestra experiencia; la gente le resta importancia a lo que ha hecho (o le han ofrecido) calificándolo de «juegos previos» o de «no es sexo de verdad». La jerarquía también puede complicar más la actividad sexual si las parejas no están de acuerdo con el significado de cierta actividad. (Por ejemplo, un masaje en los pies: ¿es sexy e íntimo o no es sexy y supone una pérdida de tiempo?)

La jerarquía introduce los conceptos de éxito o fracaso en la toma de decisiones y en las experiencias sexuales; si consideras que tu aventura sexual no está en un peldaño lo bastante alto de la escalera, puede que te sientas estafado/a o que seas muy autocrítico/a. Asimismo, una jerarquía introduce la idea de «disfunción»: si para tener éxito en el sexo te ves obligado/a a hacer algo en concreto, eso crea la categoría de «incapaz de hacer eso que hace falta para tener éxito», es decir, una disfunción.

Acordar que el coito está en la cúspide de la jerarquía conlleva sus propios problemas, por supuesto: la posibilidad de un embarazo, junto con el requisito de un pene erecto y una vagina lubricada. Sobrevalorar el coito también nos lleva a concentrarnos demasiado en el orgasmo, y degrada el acto de tocarse a uno mismo cuando estás con tu pareja, en lugar de permitir que lo veamos como una de las múltiples opciones eróticas que tenemos.

La Inteligencia Sexual implica saber que nuestra jerarquía sexual familiar no es más que un artefacto cultural y que no es necesario que le juremos fidelidad. Por ejemplo, tal como Shere Hite documentó hace cuarenta años, los orgasmos tanto masculinos como femeninos más fuertes suelen proceder de la masturbación, no del sexo con tu pareja; y para las mujeres, la mayoría de los orgasmos proceden de la estimulación del clítoris, no del coito. Aunque muchas personas sepan por experiencia propia que esto es cierto, pretenden ignorarlo e intentan tener las relaciones sexuales de la mítica «forma correcta», y entonces se frustran con los resultados.

Dado que toda esta jerarquía es arbitraria, no debería sorprendernos que cambiara con el tiempo. Por ejemplo, el significado cultural del *cunnilingus* ha cambiado espectacularmente en los últimos cien años. La experiencia de perder la virginidad en nuestros tiempos es bastante diferente de cómo era hace cincuenta años. Y el significado, incidencia y lugar de la jerarquía del sexo anal también ha cambiado radicalmente en tan sólo veinticinco años.

Como la jerarquía se basa en normas sociales arbitrarias, cualquier actividad en concreto puede tener un valor más simbólico que práctico según la persona. Es decir, puedes sentir que deberías gozar más de algo de lo que en realidad gozas, o puedes optar por hacer algo que no te gusta especialmente. (Puede que te pase esto si, como muchas personas hoy en día, ves pornografía.) Por ejemplo, juegos anales, hacer una «cubana» y el propio coito; actividades valoradas por algunos más por lo que representan que por la cantidad de placer que en realidad ofrecen.

Cuando dos personas hacen el amor, es bastante difícil que se pongan de acuerdo en sus intereses comunes, que consigan que sus cuerpos hagan lo que ellos quieren y que encuentren el tiempo, la energía y el momento adecuado para hacerlo. Preocuparse demasiado por qué actividades son «correctas» o de algún modo aceptables hace que el sexo —y la vida— sean muy complicados. Es mucho mejor descubrir lo que nos gusta, aprender a crearlo y sentirnos cómodos dando instrucciones al otro sobre nuestras preferencias. ¿Qué tipo de sexualidad es mejor? Esas viejas jerarquías son para los contables, no para los amantes.

Entonces, ¿qué pasa con el sexo oral? ¿Con que te masturben? ¿Con el teléfono erótico? ¿Con masturbarse durante un chat en Internet? ¿Con ir a un club de estriptis? ¿Con leer una novela romántica y excitarte? En todos estos años muchos pacientes me han discutido que los habían pescado teniendo una aventura o haciendo algo que ellos consideraban mucho menos importante. «Eso no es sexo, es teclear», me dijo una mujer defendiendo sus escapadas al salón de chat. Me recordó lo que dijo Truman Capote hace décadas sobre el libro de Jack Kerouac, *En el camino*: «Eso no es escribir, es mecanografiar».

Así que te propongo que «Renuncies a la Jerarquía de las Actividades Sexuales».

Obsesión por la actuación: la agonía del fracaso, la ansiedad por el éxito

Para algunas personas, las relaciones sexuales consisten en no fallar. Esto se observa especialmente en muchos jóvenes, antes de que hayan terminado de desarrollar y afianzar su identidad sexual interna y su capacidad sexual.

El mundo sexual puede ser más que eso para todos.

Muchos hombres y mujeres vienen a verme para que les ayude en este tema; me dicen cosas como: «No soy bueno/a en la cama» o «Voy a empezar a acostarme con este chico, y dada mi desagradable relación anterior, quiero asegurarme de que no le voy a defraudar en la cama».

¿Por qué hemos de convertir el sexo en una actuación? No empieza de ese modo; somos nosotros los que lo *transformamos* en eso debido a la visión que tenemos de él. Se parece a la forma en que algunas personas convierten el beber en una actuación: alardean de beber más que nadie, o se burlan de otros por no ser capaces de tolerar tanto alcohol. Recuerdo que tuve un paciente que alardeaba diciendo: «Puedo beberme una mesa debajo de la mesa», que supongo que significa que podía beber mucho. Mientras que otras personas piensan que beber no es más que beber.

Imagina que hiciéramos lo mismo con, por ejemplo, comer brécol: «Vaya, ese hombre puede comer más brécol que nadie. Y encima después no se tira pedos. ¡Vaya tío!». O: «¡Eh! Mary no se ha comido ni un solo tallo de brécol la semana pasada. ¡Espero que no se le ocurra pasar por aquí durante algún tiempo!»

Controlar constantemente tu actuación no sólo impide que disfrutes del sexo, sino que también dificulta que «actúes» como a ti te gustaría. Eso se debe a que en la vida real la «actuación» no es voluntaria, sino que forma parte del sistema nervioso autónomo; es la respuesta corporal incontrolable a los estímulos, internos y externos. Si estás pendiente de tu deseo de actuar (o de tu terror a fracasar al hacerlo), te resultará mucho más difícil sentir, oler, tocar y saborear el cuerpo con el que estás o ver la sonrisa de esa persona.

No es de extrañar que la importancia que da nuestra cultura a la actuación haya hecho que los medicamentos para la erección tengan tanto éxito. Tampoco es de extrañar que cada vez haya más jóvenes que los estén utilizando *sin* tener problemas de erección. En el transcurso de los años, he tenido algunos pacientes de menos de 25 años que me han dicho: «Sólo para asegurarme. Si veo que tengo alguna posibilidad de trincar, me lo tomo. Nadie tiene por qué enterarse, y no hace daño».

Bueno, no hace tanto daño como si te metes heroína en el cuerpo, pero yo realmente creo que sí es perjudicial. Concretamente, los jóvenes que toman fármacos de la familia de la Viagra sin necesitarlos nunca llegan a saber si realmente los necesitan. No se trabajan su confianza en ellos mismos, porque cuando consiguen las erecciones adecuadas cuando lo desean, lo atribuyen al medicamento. Algunos dicen que este efecto es el que les ayuda a tener confianza y que al final dejarán de tomarlo, pero no he visto que eso ocurra muchas veces desde que este fármaco se hizo popular hace ya más de una década.

También se crea un secreto: estos jóvenes rara vez le dicen a sus parejas que están usando un fármaco para la erección, y cuanto más lo usan, más guardan el secreto. Y aunque no sea tan dañino como inyectarse heroína, nunca he visto una relación que necesite de más secretos.

Algunos psicólogos dicen que las personas se concentran en su actuación para mantener una distancia psicológica de su pareja. O que son tan narcisistas que el verdadero objeto erótico para ellos es su propio cuerpo y su actuación, más que su pareja. Quizás estén en lo cierto. Queda por ver si la gente lo hace para crear distancia, o si simplemente acepta la distancia que se produce (o ni siquiera se dan cuenta de ello), pero la distancia emocional rara vez es algo positivo.

La ironía es que las personas que se concentran en la actuación suelen decir: «Quiero que mi pareja se lo pase bien» o «No quiero defraudar a mi pareja». Después se aíslan emocionalmente de sus parejas para seguir sus propios planes creando una actuación sexual de la que puedan sentirse orgullosos, en vez de estar presentes con sus emociones, que es lo que la mayor parte de las personas buscan en una pareja.

Así que te propongo que «Renuncies a Tu Obsesión por la Actuación».

«Función» y «disfunción»

Muchas personas piensan que si su pene o vulva hace virguerías cuando y como ellas quieren es que «funcionan» bien, y si no es así, es que tienen una «disfunción».

La mayoría de las personas que están ancladas en este modelo no parecen apreciar el papel de las emociones para facilitar o bloquear la «función» sexual. Conseguimos una erección o lubricación (genital-

mente, me refiero) a raíz de una impresionante cadena de acontecimientos:

- Nuestro cerebro percibe un mensaje sexual (para algunos, una foto
de Bristol Palin; para otros, eso supondría el final de sus erecciones
durante un mes).
- Nuestro cerebro envía un mensaje a través de la columna vertebral
hacia los nervios pelvianos.
- Los nervios pelvianos envían un mensaje a los pequeños vasos sanguíneos que irrigan la pelvis.
- Los vasos sanguíneos reciben el mensaje y se ponen a trabajar: se
dilatan y dejan entrar más sangre.
- El aumento de flujo sanguíneo llena el pene o el clítoris, endure-
ciéndolos, y desencadena la humedad que al final exuda a través de
las paredes vaginales hasta la vagina.

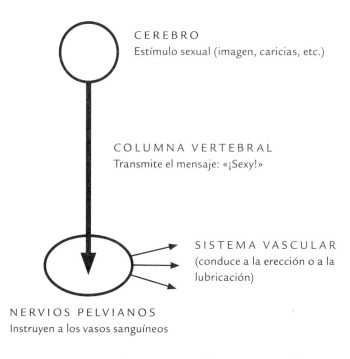

CEREBRO
Estímulo sexual (imagen, caricias, etc.)

COLUMNA VERTEBRAL
Transmite el mensaje: «¡Sexy!»

SISTEMA VASCULAR
(conduce a la erección o a la
lubricación)

NERVIOS PELVIANOS
Instruyen a los vasos sanguíneos

Cómo crea la mente/cuerpo la excitación sexual

Es un proceso estupendo cuando funciona. Pero, evidentemente, pueden ir mal muchas cosas: un problema con la transmisión de información entre el cerebro y la columna vertebral, entre la columna vertebral y los nervios pelvianos, o entre los nervios pelvianos y los vasos sanguíneos; la falta de respuesta de los vasos sanguíneos cuando han recibido el mensaje; o los trastornos originados por enfermedades como la diabetes, la hipertensión, la arterioesclerosis y el Alzheimer, así como las lesiones en la médula espinal (desde deportes, accidentes de coche, heridas de guerra, etc.).

También hay otro posible problema: la columna vertebral encierra nuestras emociones, que básicamente son impulsos eléctricos simples (ya sé que no es un punto de vista muy romántico). Observemos que el mensaje «¡Alerta: excitación sexual, prepárate para las funciones pélvicas!» se transmite por el mismo conducto que el mensaje «No confío en ti, señor», o «Todavía no te has disculpado por lo de mi madre», o «¿Qué demonios estoy haciendo aquí?». Estas emociones generan un ruido que puede impedir que a la pelvis le llegue la señal sexual clara que emite el cerebro. ¿El resultado? Que la señal no es lo bastante fuerte para crear una vasoconstricción allí abajo o permitir que siga fluyendo cuando ya ha empezado. Es como un viejo refrán búlgaro: vasocongestión inadecuada, «función» inadecuada.

La «disfunción sexual» es cuando la transferencia de la información del cerebro-columna vertebral-nervios pelvianos-sistema vascular no se produce con normalidad.

Un gran número de personas que vienen a verme por «disfunción sexual» están experimentando un ruido emocional cuando esperan recibir un mensaje sexual que las excite o las mantenga excitadas. Eso no es una disfunción sexual; eso es un buen funcionamiento corporal, justo lo contrario de lo que desea su dueño.

Plantéatelo de este modo: si comes en McDonald's tres veces al día durante un mes, tarde o temprano vas a tener graves problemas de estómago. Cuando vayas al médico con tremendos retortijones, lo primero que te va a preguntar es: «¿Qué ha estado comiendo últimamente?» Cuando le cuentes la verdad (con orgullo o con vergüenza), el médico te dirá: «Ah, eso es una buena noticia, no le pasa nada a su estómago. Su estómago no está *diseñado* para poder resistir tres comidas al día en McDonald's durante un mes. De modo que sus dolores son una indicación de que su estómago funciona perfectamente. Ahora márchese y empiece a comer brécol».

Lo mismo sucede con tu pene o con tu vulva. Cuando metafóricamente comes tres veces al día en MacDonald's —cuando te invade la ira, la tristeza, la soledad, la confusión o la vergüenza—, se supone que tu cuerpo no está diseñado para excitarse y conservar esa excitación. Esto es así tanto si eres consciente de esos sentimientos como si no, tanto si los admites como si no lo haces. Si estás haciendo el amor con una nueva amante y ésta de pronto te dice: «Oh, Dios mío; creo que mi marido está subiendo la escalera», seguro que perderás tu erección. Eso no es disfunción eréctil: no se *supone* que has de ser capaz de mantener una erección en semejante situación.

En ese momento, tu cuerpo necesita la sangre para cosas más importantes, como ayudarte a saltar por la ventana.

Así que te propongo que «Renuncies a la Idea de Función y Disfunción».

La necesidad de un entorno perfecto para las relaciones

París, por ejemplo, es un lugar muy especial. Cualquiera puede disfru tar allí si tiene mucho dinero, hace buen tiempo y habla francés. Puesto que a un viaje a París puede faltarle uno, dos o los tres elementos mencionados, el truco está en ser capaz de disfrutar de París sin ninguno de ellos.

Muchas personas son capaces de desear y disfrutar del sexo bajo las condiciones perfectas: la pareja correcta; dos cuerpos perfectamente limpios; intimidad total (tuve una paciente que sólo hacía el amor durante los eclipses totales de sol, cuando no había nada de luz en más de mil kilómetros a la redonda); cuando no hay nada pendiente por hacer (tuve una paciente que les hizo prometer a sus hijos que si la encontraban muerta, lo primero que harían sería fregar los platos y poner la lavadora); no haber discutido con tu pareja en al menos seis años; y que los dos hayáis ido al gimnasio *y* os hayáis pasado la seda dental ese mismo día.

O sea, prácticamente nunca. Quizás hasta nunca más.

La vida de los adultos es complicada, y además no hay pausas. Por lo tanto, si queremos disfrutar del sexo, casi siempre nos tocará vivirlo bajo circunstancias que no serán las ideales. Eso no significa que no tengamos preferencias e incluso condiciones; por supuesto que sí.

Para algunas personas, su condición es lavarse los dientes; para otras, es no hacer el amor durante el periodo, y otras no pueden tener relaciones si tienen sinusitis o les duele la espalda. He tenido pacientes que no podían hacer el amor con el estómago vacío, o mientras escuchaban música *country*, o si había una mascota en la habitación. También he tenido pacientes que insistían en que estuviera su mascota en la habitación. Hasta los exhibicionistas son un grupo heterogéneo.

Pero pensemos que se trata de una situación de optar por entrar o salir. En el supuesto de que se cumplan nuestras condiciones básicas, hemos de decantarnos hacia el sí, salvo que exista un problema; eso es mejor que decantarnos hacia el no, salvo que se cumpla una larga lista de condiciones y no exista una larga lista de condiciones para romper el trato. Si tienes más en cuenta las razones por las que no puedes tener relaciones en un momento dado que las razones por las que sí puedes, obtendrás más beneficios de potenciar tu Inteligencia Sexual.

Un comentario especial para los padres: si no podéis aprender a disfrutar del sexo con los niños en casa (supuestamente dormidos, aunque cada vez menos a medida que van creciendo), estáis condenados a dieciocho años sin tener relaciones o más (salvo que, por supuesto, os podáis permitir pagarles un internado a ellos o a vosotros).

A algunas personas no les importa. Pero si vas a estar siempre refunfuñándole a tu pareja o resentido con tus hijos, tendrás que desarrollar un repertorio de actividades y tonos de voz: coito-con-niños-en-casa (durmiendo), coito-con-niños-en-casa (despiertos) y coito-sin-niños-en-casa. Para algunas personas, eso incluye coito sin la pareja en casa, pero eso es otra historia totalmente distinta.

Así que te propongo que «Renuncies a la Necesidad de un Entorno Perfecto».

La necesidad de «espontaneidad» y de no comunicarse

¿Hacen *algo* espontáneamente los adultos?

Vamos a verlo de otro modo: la mayor parte de la espontaneidad de la vida de un adulto procede de una buena planificación, de hacer deliberadamente el inventario y de un buen sistema para hacer las cosas. Aquí tenemos unos cuantos ejemplos:

- *Ir en bicicleta*: tanto si lo planificas con antelación como si se te ocurre en el momento, has de tener una bicicleta; saber montar; tener la ropa adecuada para el tiempo (quizás hasta consultes el tiempo por Internet antes de vestirte); hinchar las ruedas; llenar tu botella de agua (porque tienes una, ¿verdad?); y llevar la cadena y el candado (sin olvidarte la llave). ¡Guau, estoy medio exhausto tan sólo de pensarlo! Bueno, si haces todo esto, puedes ir en bicicleta adonde te plazca, todo el tiempo que quieras. Y, claro, si tu ropa es la adecuada para el tiempo que hace.

- *Ir de picnic*: la semana antes, planificamos quién va a llevar la comida, la bebida, la manta, el Frisbee (plato volador) y la música. Luego podemos llevar esas cosas en el orden que queramos o incluso eliminar algunas. Pero no podremos hacer las cosas que requieren un equipamiento si no lo hemos traído.

- *Preparar chile para cuatro*: después de tu paseo en bicicleta o de tu picnic, te sientes generoso y decides invitar a unas personas a cenar. Venid, les dices, en ese momento. Afortunadamente, tienes algunos de los ingredientes esenciales para esa reunión: tienes carne en el congelador; un microondas para descongelar las cosas; la noche anterior limpiaste la cocina y sabes cocinar. Después de media botella de Chardonnay, decides cuándo vais a comer y si las verduras aguarán la fiesta.

- *Por último, hacer el amor:* cuando entras en el dormitorio —con una parada previa en el cuarto de baño—, preparas tu temporal cabaña del amor. Llevas todos los artículos apropiados: métodos anticonceptivos, lubricantes, protecciones contra las enfermedades, juguetes, prendas de piel y lencería. Si has hablado del tema, sabes que no es necesario ducharse. Y ya has acordado lo de los azotes en el culo (no para ti), compartir fantasías con compañeros de trabajo (tu pareja no), y decir guarrerías (a los dos os gusta eso). Tras esta planificación (incluida la parada en el cuarto de baño), tras haber tenido una o dos conversaciones clave, ahora podéis tener sexo «espontáneo», podéis realizar las actividades que os plazcan, en el orden que queráis. Hasta os podéis saltar las relaciones «normales» si lo deseáis.

¿Has oído que en algunos casos «menos es más»? Bueno, en lo que al sexo respecta, la «espontaneidad» requiere planificación.

Tanto si tienes treinta como si tienes cincuenta o setenta años, la mayoría de las personas recuerdan su «espontaneidad» cuando hacían el amor sólo en los primeros años. Pero veamos más de cerca estos «recuerdos».

En primer lugar, no era algo completamente espontáneo; lo más normal es que una o ambas partes hubieran estado pensando en ello día y noche; que una o ambas partes hubieran estado ensayando para hacer que sucediera, para hacer que *pareciera* espontáneo, y cómo vestirse para el acontecimiento (por ejemplo, parecer que estás lo bastante disponible para interesar a la otra persona, pero no demasiado para que no piense que eres una puta). Y en cuanto a repertorio, nuestra primera relación sexual rara vez es espontánea, pues la mayoría intentamos encajar en alguna de las clasificaciones típicas: un hombre de verdad, una mujer enamorada, un alma romántica atormentada, etc.

Dicho esto, muchas veces hubo un aspecto espontáneo en nuestras primeras experiencias sexuales: muchos estábamos bebidos o colocados, lo más habitual es que no pensáramos demasiado en las consecuencias (¿La llamo al día siguiente? ¿Qué pensará que significa esto? ¿Seguiremos siendo amigos?), y quizá no tuvimos mucho cuidado con los métodos anticonceptivos o para protegernos de las enfermedades. De hecho, si pudieras repetirlo, ¿volverías a tener tus primeras experiencias sexuales del mismo modo o estarías un poco más preparado, te comunicarías mejor y pensarías más en evitar un embarazo? ¿Qué me dices de que hubiera algo más de luz en la habitación? Son muchas cosas para la «espontaneidad» ideal.

Y, por supuesto, esa sexualidad temprana «espontánea» muchas veces nos rompió un poco el corazón. Por supuesto, tener el corazón roto es uno de los riesgos de las experiencias sexuales y relaciones nuevas, pero algunos de ellos se podían haber evitado con unas cuantas palabras sinceras, no espontáneas: «No lo he hecho nunca», «Hace mucho tiempo que no lo hago», «Si lo hacemos, quiero que sea para comprometernos como pareja», «Tengo herpes», «Normalmente, no llego al orgasmo cuando estoy con una persona nueva, así que no te lo tomes como algo personal», «Me avergüenza mucho mi cicatriz», «Esto va a ser una cosa entre tú y yo y no se lo diremos a nadie, ¿vale?».

Algunas personas dirían que estas miniconversaciones (que rara vez nos *parecen* «mini», razón por la cual dudamos en iniciarlas) le quitan «romanticismo» a las relaciones. Creo que está bien: ¿quién quiere un falso «romanticismo» cuando puede tener relaciones de verdad en la vida real? Nuestra propia sexualidad encierra tanto misterio en sí misma, hay tanto romanticismo en conocer un cuerpo nuevo y a una persona nueva (o disfrutar de las cosas que conocemos que hemos aprendido a esperar) que en realidad no necesitamos añadir nada más con nuestras dudas sobre comunicarnos, planificar o reconocer lo que estamos haciendo.

Creo que cuando las personas dicen que quieren que las relaciones sean espontáneas, están pensando en una o más de estas cosas:

- No quiero pensar en lo que estoy haciendo.
- No quiero pensar en las consecuencias de lo que estoy haciendo.
- No quiero estar tan cerca de la persona con la que estoy haciendo esto.
- Me preocupa que, si alguno de los dos pensamos en lo que estamos haciendo, no lo hagamos.
- Me preocupa que hablar de lo que estamos haciendo nos enfríe.
- Me preocupa que, si estoy demasiado pendiente de mi cuerpo, éste no «responda».

Entiendo estas preocupaciones, aunque mi respuesta a todas ellas es la misma: no persigas una situación sexual con la que no te sientas cómodo. Muchas personas, especialmente los jóvenes, tratan una oportunidad sexual como si fuera el cometa Halley: como algo que sucede tan rara vez que se ha de aprovechar cuando se presenta, aunque eso signifique hacerlo en condiciones que distan mucho de ser ideales; es decir, quieren que sea «espontánea».

No, salvo que te encuentres en la Legión Extranjera Francesa, la oportunidad volverá a presentarse.

La cuestión es que la sexualidad «espontánea» (entiéndase: sin pensar, sin comunicarse) también tiene muchas desventajas:

- Puedes sentirte aislado o solo mientras está sucediendo.
- Puedes sentir que tu actuación es lo más importante que puedes ofrecer.
- Tu pareja puede sentir que su actuación es lo más importante que puede ofrecer.
- Normalmente, implica que no hay lubricación, anticoncepción ni prevención de enfermedades y una comodidad física relativa.
- Pero lo más importante es que te pierdes algunas de las mejores partes de la actividad sexual: estar presente, tener una pareja que está presente, dirigir lo que está sucediendo, ser consciente.

Así que te propongo que «Renuncies a la Espontaneidad».

La idea de que el sexo tiene un sentido inherente

La actividad sexual no tiene un sentido intrínseco. Podemos hacer que las experiencias sexuales individuales tengan sentido, y si tenemos bastantes de ellas, podremos decir que tienen sentido para nosotros. Pero esas experiencias no tienen sentido hasta que, o a menos que, nosotros se lo demos. Esto nos da mucha responsabilidad y mucho poder.

Dicho esto, la mayoría de las personas dan al mundo del sexo mucho sentido, y un sentido erróneo. Luego se quejan de que el mundo del sexo es demasiado complicado. Claro que tienen razón: cuando hacemos que lo sexual sea complicado, es complicado. Bueno, también hace que cada encuentro sexual tenga sentido. Son demasiadas cosas a la vez, lo que provoca que la presión y la ansiedad deterioren la experiencia sexual.

¿Cuáles son los valores típicos que las personas e instituciones dicen que tiene el mundo del sexo? De vez en cuando oigo decir que el sentido, el fundamento o la característica distintiva de la sexualidad humana es:

- La intimidad.
- Un don divino para los humanos que se ha de expresar de una forma divina.
- Una confirmación de nuestra identidad como hombre o como mujer.
- Una forma de reforzar la relación (sagrada, matrimonial).
- La expresión última del amor.
- El mayor regalo que se le puede hacer a alguien.
- La fuente de la vida (a través de la concepción).
- Lo que hacen las personas para amarse mutuamente.
- La satisfacción del deseo.

Para liar aún más las cosas, también es normal que las personas crean que:

- El deseo sexual saludable es el que tiene su origen en el amor.
- Las personas sanas y maduras se sienten atraídas hacia la exclusividad sexual.

Es una pena que las personas concedan al mundo del sexo todos estos significados, que son demasiado complicados, y muchas veces opuestos a lo que experimentamos. (Todos hemos tenido relaciones sexuales que no eran «íntimas», y la mayoría de las parejas han tenido relaciones que no ha favorecido lo más mínimo a su relación.) Creer que estas características son o deberían ser intrínsecas al sexo no hace más que empeorar las cosas, porque cuando la relación sexual no refleja estos ideales, suponemos que algo anda mal con nosotros o con nuestra pareja.

Entonces, ¿cuál es la diferencia entre *creer* que la actividad sexual tiene sentido y *darle* sentido? ¿Qué importancia tiene?

Si crees que la actividad sexual tiene un sentido propio, específico, indudablemente querrás tener relaciones de formas que es probable que le den ese sentido. Es una forma más de lealtad a las reglas sexuales externas a ti, y es lo que más te aleja de ser «espontáneo» y de «ser tú mismo». A muchas personas les preocupa no estar cumpliendo con algún deber de «honrar» el sexo (una idea bastante común entre los que piensan que Dios nos ha bendecido con nuestra sexualidad). Forma parte de la obsesión estadounidense de no hacer el amor «como los animales», como si lo hiciéramos de formas superiores a otras criaturas.

No creo que tengamos que servir al sexo; creo que el sexo ha de servirnos a nosotros. Cada encuentro sexual nos ofrece una oportunidad para crear una sexualidad nueva para nosotros, para usarla para renovarnos y explorarnos de formas que serán importantes para nosotros. Si pensamos que la sexualidad tiene un significado intrínseco, y que hemos de descubrirlo y ceñirnos a él, no podremos ver la innovación en el sexo, no estaremos motivados para percibir o actuar en contra de nuestra intuición, y aceptaremos arbitrariamente limitaciones externas en nuestras actividades eróticas. Si permitimos esa reducción en la actividad sexual, nosotros también nos quedaremos reducidos.

Si quieres darle sentido al sexo, adelante. Pero también recuerda que puedes disfrutar de la libertad del sexo divertido, amoral (no inmoral, *amoral*). Tal como dice Woody Allen: «La actividad sexual sin amor no tiene sentido, pero en lo que respecta a las experiencias sin sentido, es condenadamente buena».

Algunas instituciones sociales pretenden aleccionarnos sobre el significado del mundo del sexo o sobre lo que «debería» encarnar. La mayor parte de las religiones organizadas, por ejemplo, están muy implicadas en controlar y *limitar* la expresión sexual de las personas. De hecho, los cristianos estadounidenses han institucionalizado sus normas sexuales políticamente como entrenamiento en abstinencia («educación sexual»), leyes para la obscenidad y «cláusulas de conciencia» de los farmacéuticos. Ten cuidado con aquellos que dicen saber lo que «significa» el sexo y cuál es su «propósito»: lo que quieren es controlarte explicándote cómo has de adaptar tu expresión sexual para que sea correcta.

Con la perspectiva de la Inteligencia Sexual de que la actividad sexual sólo tiene un sentido *emergente*, puedes experimentar una extensa gama de sentimientos y significados sexuales. Sin esta perspectiva, sin embargo, gran parte de esta gama es invisible, o lo que es peor, repugnante, y está excluida por defecto. Esto me recuerda el aforismo de Nietzsche: «Los que bailaban fueron considerados locos por los que no podían oír la música». Tu pareja y tú tenéis el privilegio de poder escuchar vuestra propia música sexual y de bailarla a vuestro son.

Por último, algunas personas tienen miedo de que si el mundo del sexo tiene un significado intrínseco y no actúan de acuerdo con él no se estén comportando de una manera ética. Ésta es una idea bastante común entre las personas religiosas: que es la religión la que hace que las personas se comporten con ética, y que la ausencia de ella eliminaría este regulador ético. Es una visión de las personas terriblemente pesimista: que se van a comportar bien sólo porque después de la muerte les han prometido una recompensa o porque temen un tremendo castigo.

Así es como piensa un niño de cinco años: recompensa y castigo. Creo que como adultos, podemos hacerlo un poco mejor.

Así que te propongo que «Renuncies a la Idea de que el Sexo Tiene un Sentido Inherente».

8

Nuevo enfoque, nueva visión

Desarrolla tu Inteligencia Sexual

Dino era una persona realmente muy alegre. Estaba alegre de llegar tarde a nuestra primera cita, alegre de tener un problema que no podía resolver, alegre por tener que pagarme («¡aunque soy bastante caro!») y alegre por que «otros dos terapeutas no han podido hacer nada por mí, así que quizás usted tampoco pueda».

Toda esta alegría me estaba poniendo nervioso, especialmente tan temprano por la mañana (soy una persona nocturna); vale, pensé, vamos a conocerle antes de sentenciar que toda esta alegría forma parte de su problema. A todo paciente nuevo hay que darle el beneficio de la duda.

Dino recitó sus síntomas alegremente: «Me enamoro con demasiada facilidad, me gusta rescatar mujeres, luego me acostumbro y me siento fatal». Pero si entendía eso respecto a sí mismo, ¿por qué seguía repitiendo esas conductas?

—No puedo parar —prosiguió—. Sigo haciéndolo, me doy cuenta de que lo hago y me digo «Dino, no lo hagas», pero lo hago de todos modos. Quizá soy un «adicto al amor».

Había varias causas por las que Dino seguía anclado en su patrón recurrente de *Día de la Marmota*. Al cabo de un tiempo hablamos de que de niño no había podido rescatar a su madre de su padre alcohólico. Mmm, rescatar mujeres de adulto podría ser un intento inconsciente de rectificar este «fracaso» de la infancia. Otro factor era su baja autoestima, y como consecuencia, sus bajas expectativas; de vez en cuando bromeaba sobre que al final siempre acababa con mujeres con problemas, porque ¿quién sino iba a sentirse atraída hacia él?

El tercer factor que le mantenía atrapado era su increíblemente romántica visión de las relaciones sexuales. Lanzaba expresiones como «alma gemela», «la mujer para mí», «la química que une nuestros espíritus» y «nuestro destino de estar juntos». Aferrarse a este tipo de conceptos es una forma segura de tener problemas. Nos apegamos a la *idea* de la otra persona, en vez de ver a la persona *real*; nos apegamos al *concepto* de la relación, en vez de observar nuestra *experiencia* real de ella. Es una de las formas en que las personas terminan manteniendo una relación cuando ya hace mucho que se ha vuelto destructiva.

Por último, Dino necesitaba que todas las mujeres con las que se acostaba le consideraran el mejor amante que habían tenido. Esta meta imposible era lo que le predestinaba al fracaso, a la decepción, a la humillación y al autodesprecio (en ese mismo orden predecible). A veces no había recibido su «certificado» y seguía sin darse cuenta de que la relación estaba predestinada al fracaso, que no tenía sentido, o que en realidad era destructiva; entonces redoblaba sus esfuerzos para conseguir la aprobación sexual lo antes posible, lo que le mantenía en la relación. A medida que las cosas se deterioraban, con enfados, malas palabras o días de no verse, él se desesperaba por conseguir este reconocimiento. Sencillamente, no podía afrontar la posibilidad de que una futura ex amiga no dijera que él había sido el mejor.

Aunque Dino admitía que tenía que cambiar algunas de sus ideas y que no había sido capaz de hacerlo, dejó muy clara su visión del sexo y de las relaciones sexuales.

—¡Ah, no! —me dijo—. No voy a renunciar a mis ideas románticas sobre el sexo y el amor. Y no puedo aceptar no ser el mejor. Si renuncio a ello, no me queda nada. No podrá convencerme de lo contrario.

Así que estábamos en este punto: sus ideas respecto al sexo eran el problema principal y no quería rectificarlas, mucho menos renunciar a ellas. Instintivamente, tenía miedo de que si abandonaba sus ideas románticas de ser el «mejor amante» todo cambiaría. Le dije que estaba de acuerdo con él, que abandonar esas ideas haría que no tuviera tantas ganas de enamorarse, que no estaría tan seguro de sí mismo, que sería más introspectivo, e incluso que sería menos alegre en todo momento. Y también más adulto.

Dino necesitaba una dosis más alta de autodisciplina. Estaba disperso emocionalmente, estaba contento respecto a demasiadas cosas (como si no estuviera conectado con la realidad de ninguna de ellas), y se sentía impotente respecto a casi todo.

Tuve un profesor que decía que nuestros pacientes se comportan como si realmente no creyeran lo que saben. Dino *sabía* que:

- No pudo rescatar a su madre de su padre cuando era pequeño.
- Esto hizo que quisiera rescatar a todas las mujeres necesitadas o con problemas que conocía.
- Al ver este tipo de relaciones como muy íntimas e invertir energía, tiempo y dinero en ellas, el resultado era la decepción, la frustración y la autocrítica.

Luego, ¿por qué abandonaba toda disciplina cuando se enfrentaba a una cara bonita? Porque intentaba compensar una carencia emocional que prefería no admitir que tenía. Utilizaba el sexo y el romanticismo para medicarse contra algo que nada tenía que ver con el sexo.

Hablamos durante varios meses de su proyecto de dejar de rescatar a las mujeres del mundo. Al principio no siempre se tomaba nuestro trabajo en serio, pero cuando volvimos a su oscura visión de su falta de autoestima y su vergüenza, empezó a ver su importancia. Yo le entendía muy bien: ¿qué muchacho no quiere salvar a su madre? ¿Qué muchacho no se sentiría mal ante su impotencia para hacerlo?

—¿Y qué muchacho —le dije mirándole con mucha ternura—, qué muchacho podría triunfar en esa situación?

— Entonces, ¿no fracasé? —me preguntó entre lágrimas—. Bueno, ella realmente necesitaba ayuda.

—Sí —respondí—. Entiendo que era así. Pero ningún muchacho hubiera podido ayudarla. Estoy seguro de que hiciste todo lo que pudiste.

Cuando por fin se rompió este muro emocional, aparecieron las lágrimas. Afloraron décadas de vergüenza, de odiarse y de una soledad desesperada.

—Estoy cansado, muy cansado —me dijo—. ¿Puedo descansar? No quiero ayudar a más mujeres por el momento.

Deseaba profundamente darle ese permiso. Sin embargo, no fue así.

—Dino, si quieres descansar, puedes tomar la decisión de hacerlo. Incluso puedes decidir poner fin a tu proyecto de rescate en general.

—¿Sería correcto? —me preguntó.

—Dino, no has de preguntármelo. Yo te apoyaré, decidas lo que decidas.

—Quiero terminar con esto —me dijo—. ¡Voy a parar! ¡Se acabó! ¡Ya está! —dijo casi desafiante.

Le costó varios meses reconciliarse con lo que implicaba su decisión. También tuvo que poner punto final a una relación que *no* iba a darle esa aprobación que él buscaba.

—Entonces, ¿sigo adelante y me siento mal? —me preguntó.

—Sí —le sonreí—. Siéntete mal porque tu relación no funciona, porque no eres correspondido, porque tus esfuerzos no son valorados. No has de hacer nada al respecto.

—Esto es terrible y fantástico a la vez —me dijo.

Y tenía razón.

Veamos algunos aspectos prácticos de desarrollar tu Inteligencia Sexual, como comunicarnos mejor, estar más atentos y redefinir «sexy».

Conoce tus condiciones

¿Cuáles son tus condiciones para una buena actividad sexual? ¿Sabes cómo crearlas? ¿Cuántas veces haces el amor cuando no se cumplen esas condiciones?

El doctor Bernie Zilbergeld, en su obra clásica *Male Sexuality* [Sexualidad masculina] (ahora a la venta como *The New Male Sexuality* [La nueva sexualidad masculina]), habla del concepto de las condiciones para una buena sexualidad. Dice que todos tenemos condiciones o requisitos para disfrutar del sexo.

Creo que esas condiciones se pueden dividir en tres categorías: las que se refieren a ti mismo, las referentes a tu entorno y las referentes a tu pareja. Los ejemplos de condiciones incluyen:

- *Sobre ti mismo:* necesitas estar libre de problemas. No puedes tener cosas pendientes de hacer.
- *Sobre el entorno:* necesitas intimidad. Necesitas una habitación con iluminación tenue y romántica.
- *Sobre tu pareja:* necesitas que te diga «Te quiero». Necesitas que sea guapa a más no poder.

Muchas condiciones comunes son una expresión de los ideales culturales. Por ejemplo, algunas personas no pueden disfrutar del sexo si creen que alguien las puede oír. Por lo tanto, no pueden hacer el amor en casa si están los niños; también tienen problemas en los hoteles si se dan cuenta de que las paredes son demasiado delgadas. Otras parejas no pueden disfrutar del sexo salvo que sea el hombre el que dé el primer paso o gane más dinero que la mujer.

Algunas condiciones son más raras: algunas personas sólo pueden disfrutar del sexo si la mujer lleva tacones o lencería fina. Otras necesitan silencio total o hablar constantemente, o que haya el riesgo de ser vistas. De lo contrario, el sexo les parece aburrido o les da miedo.

Todos podemos beneficiarnos de identificar y comprender lo que necesitamos para gozar del sexo. Entonces, podemos preguntarnos: ¿se corresponden nuestras condiciones con nuestros valores? ¿Atraen nuestras condiciones al tipo de personas y experiencias que deseamos, o son tan limitadas que la satisfacción es casi imposible? Si, por ejemplo, deseas algo de riesgo, te irá bien siempre que estés con una pareja que no sea hostil o autodestructiva. Asimismo, si no puedes sentir placer en la actividad sexual a menos que hayas hecho todas tus tareas, puede que no llegues a gozar del sexo en toda tu vida.

¿Coinciden tus condiciones con las de tu pareja? Si necesitas mucho tiempo para notar la conexión y relajarte y tu pareja es impulsiva y no se comunica, a los dos os costará sentiros cómodos al mismo tiempo. Igualmente, si te gusta decir guarradas, pero tu pareja prefiere palabras románticas y miradas cariñosas, os costará crear un entorno apto para ambos.

En tales situaciones, las parejas han de compartir sus decepciones, ansiedades y autocríticas. Si una pareja puede llegar al consenso de que ninguna de sus condiciones por ambas partes son malas, puede empezar a crear una estrategia para hacer el amor de modo que los satisfaga a los dos: por ejemplo, pueden hacer turnos en sus condiciones. O pueden interpretar sus condiciones de formas nuevas. Por ejemplo, si la intimidad es uno de los requisitos, poner música o llevar un antifaz durante el acto sexual puede proporcionar ese sentimiento de intimidad sexual.

Asimismo, en lugar de estar impolutamente limpios antes de hacer el amor, charlar con tu pareja respecto a qué le parece el olor de tu cuerpo puede ser muy útil. Y hacer que tu pareja te acaricie los genitales con una toalla húmeda puede satisfacer tu necesidad de limpieza de un modo que ensalce el sentimiento erótico en lugar de apagarlo.

Aunque Seamus vivía en Estados Unidos desde hacía más de diez años, para mí era como si acabara de salir de las películas *Las cenizas de Ángela* o *Michael Collins*.

—Sí —dijo sonriendo—. Tengo un poco de acento irlandés, ¿verdad?

Seamus se había casado, ejercido su carrera, tenido hijos y comprado una casa en California. Sus padres, hermanas, amigos y comidas favoritas estaban en Dublín. Estaba dividido por la mitad, quería ser fiel a ambas vidas. Como mi abuela yidis solía decir, intentaba bailar en dos bodas con el mismo culo (en realidad suena mejor si dices *tuchas**).

Lo cierto es que no lo llevaba muy bien.

Unos años iba a Irlanda tres o cuatro veces, lo que inevitablemente le causaba conflictos con su esposa Catherine por gastar su dinero de ese modo. Por otra parte, cada vez que pasaba algunas de las vacaciones escolares de sus hijos en California, su madre suspiraba resignada, su padre fruncía el entrecejo, sus hermanas se quejaban y él se sentía fatal.

De modo que Seamus, que tenía un ojo puesto en Irlanda y otro en sus hijos, estaba cada vez más desconectado. Catherine intentaba ayudarle, pero no lo conseguía. Sus hijos le pedían más atención. Eso no ayudaba mucho. Lo mismo le sucedía con su esposa. Eso no ayudaba nada. De hecho, con el tiempo fue perdiendo cada vez más interés en el sexo, que fue la razón por la que ella le insistió en que viniera a verme.

Me contó que se sentía dividido y que también estaba resentido con Catherine por «presionarle». Le sugerí que es más fácil estar resentido con alguien a quien tienes a dos metros que con personas que tienes a miles de kilómetros de distancia.

—Quizá también sea más fácil estar resentido con Catherine que sentirse impotente y culpable —añadí delicadamente.

—Usted no lo entiende —me dijo moviendo la cabeza—. Ella se ha engordado desde que ha tenido a los niños. La casa siempre está hecha un asco, y me dice que prefiere dibujar o cantar con ellos que hacer que limpien su habitación. Odia cocinar. La mitad de las veces me pide que compre algo de camino a casa, o comemos alguna extraña combinación de cosas.

»Todo esto suma —dijo con rotundidad—. ¿Quién puede tener ganas de hacer el amor cuando todo está descontrolado?

Así es justamente como debía sentirse: fuera de control.

¿Y su hogar natal en Irlanda? Ah, eso sí que era un hogar, me dijo con alegría.

Y ésta era la visión de cómo tenían que ser las cosas ahora:

---

* Término yidis para «trasero grande». *(N. de la T.)*

—La casa de mi padre —recordaba con un tono alegre—. Todo estaba organizado y giraba en torno a él. Se cenaba cuando él llegaba a casa. Había silencio cuando él leía el periódico. Los niños respondían cuando se les hablaba. Su esposa decía «Sí, querido» cuando él refunfuñaba. No había conflictos, ni una esposa que dijera «No nos comunicamos como antes».

A lo que añadió:

—¡Desde luego no puedo imaginarme a mi madre quejándose de no hacer el amor suficientes veces!

No, Catherine no era como su madre, ni la casa de Seamus en California era como la de su padre. Era caótica y ruidosa, llena de vida. Y su mujer rara vez decía «Sí, querido», incluso cuando él estaba de mal humor.

¿Cómo era cuando salían juntos?

—Era la mujer con más color que había conocido —recordó—. Me fascinaba.

Todavía tenía color. Pero a medida que había ido madurando, que había ido adquiriendo las responsabilidades de tener una familia y un hogar, se había vuelto más independiente. A Seamus le costaba aceptar ese «color» combinado con su independencia. Lo mismo le sucedía con su hogar. Lo mismo le sucedía con su corazón partido.

El mundo sexual fue donde se hundió. En esos momentos, para sentir deseo tenía que sentir que todo estaba bajo control: que no había diferencias conyugales, que la casa no estaba desordenada, que no había niños quejándose, que no había conflictos emocionales internos. No era de extrañar que su mujer no le propusiera hacer el amor. Sus condiciones eran demasiado estrictas y jamás se cumplían.

Me pareció que comprendió esta idea cuando la exploramos.

—Pero no puedo cambiar mi educación —me dijo pragmáticamente—. ¿Qué puedo hacer, entonces?

—Lo que puede cambiar —le dije— es su relación con Irlanda.

—No pretenderá que renuncie a ella, ¿verdad?

Me miró con desconfianza.

—No —le dije—. Pero si va a tener conflictos internos respecto a este tema durante los próximos dos, cinco o veinte años, tendrá que encontrar la manera de sentir deseo sexual al mismo tiempo.

Tras un momento de silencio, el alto pelirrojo volvió a hablar.

—Me está diciendo que no voy a solventar este problema California-Irlanda durante algún tiempo, ¿no?

Ésta era una nueva de forma de contemplar la situación. Había estado esperando que la división desapareciera mágicamente para poder retomar su vida.

—Entonces, ¿he de seguir adelante con las cosas tal como son ahora, como hacer el amor con mi esposa?

—Sí. Y mientras tanto, aprenda a apreciar el cuerpo de su esposa tal como es ahora. No es probable que vuelva a ser como era antes y que de pronto por arte de magia parezca diez años más joven.

Se rió.

—Ama a la persona con la que convives, ¿verdad? Doctor, usted sería muy popular en Dublín —me dijo—. Muy bien, hablemos de cómo conseguir que mi Catherine vuelva a excitarme.

Así que hablamos de renovar su atracción por ella: verla como una persona con mucho color, en vez de rara; como una madre que alimenta la creatividad de sus hijos, no como una simple ama de casa; como una mujer entrada en carnes que le desea y que es activa en la cama, no como una mamá en declive.

Y le dije que se limitara a bailar en una sola boda por noche.

Funcionó. Tras sólo seis sesiones más, nos despedimos.

—La perfección sería estupenda —me dijo en la última sesión—, pero ya no es necesaria. Disfrutar de lo que tengo está más que bien —añadió sonriendo.

Conoce tu cuerpo tal como es ahora

No hay cuerpos ni caras perfectas de adultos. Tal como decía la *top model* Cindy Crawford: «Ni siquiera yo me levanto pareciendo Cindy Crawford».

Tu cuerpo tiene... ¿cuánto? ¿un cuarto de siglo? ¿Más? ¿Medio siglo? Al cabo de unos años, todo lo que hay sobre la Tierra se ve gastado, incluso nuestros cuerpos. Y las cosas adquieren pequeñas idiosincrasias. Las ruedas delanteras de tu Honda chirrían sólo cuando giran a la izquierda, no a la derecha. Tu batidora gotea a altas velocidades, pero no a una velocidad más lenta. A veces es más fácil mover tu sillón que ajustar las luces del techo.

Si la mayor parte de las relaciones sexuales que mantuviste de joven fueron cuando estabas borracho o colocado, ahora tendrás relaciones sexuales con un cuerpo nuevo. (En el supuesto de que todavía no tengas sólo relaciones cuando estés borracho o colocado. Puede que también te hayas dado cuenta de que la música ha cambiado desde entonces.) Si no tienes suficiente resistencia o fortaleza en la parte superior de tu cuerpo como hace diez años, eso también influirá en tu repertorio sexual. En lo que a esto respecta, el sexo no es sagrado; para tu sistema cardiovascular es un ejercicio más, como la bicicleta estática (probablemente, sin el Kindle o el iPod).

Si iniciaste tu carrera sexual con muchas parejas y ahora estás sólo con una, puede que tu cuerpo responda de forma diferente, necesitando más estímulo, por ejemplo. Si gran parte de tu interés en el sexo procedía de la conquista y tienes una pareja estable, tu cuerpo puede que necesite cosas nuevas (posturas, juegos, juguetes) para excitarse lo suficiente. Si has estado viendo mucha pornografía o utilizas regularmente el vibrador, eso también puede afectar a cómo responde tu cuerpo.

Si ahora experimentas dolor en ciertas posiciones en las que antes no tenías problemas, será algo que deberás aceptar y adaptarte a ello (por eso venden todas esas lámparas de araña en eBay). Cuando las actividades habituales pasan de ser una fuente de placer a una fuente de dolor, es que hace falta un cambio, junto con las habilidades emocionales para afrontar la pérdida. Algunas personas que carecen de esas habilidades intentan evitar esos cambios necesarios. La negación es una de las razones por las que muchas personas terminan en urgencias; ya sea por esquiar por pistas que ya no pueden descender sin arriesgarse como por tener relaciones en posiciones del *Kama Sutra* que son para contorsionistas. La negación también es una de las formas en que las personas pierden su deseo, para evitar enfrentarse al dolor físico en actividades sexuales que antes eran normales para ellas.

Cómo siente realmente nuestro cuerpo la relación sexual

Vamos a desarrollar más esta idea y a hablar de cómo se siente realmente el cuerpo durante la relación sexual. No cómo tú supones que se siente, no lo que tú piensas de lo que estás haciendo, sino cómo son realmente las cosas. El cuerpo humano aporta un tremendo equipo sensorial en cada acto sexual, que en su mayor parte no se utiliza, se malinterpreta o se pasa por alto.

Para muchas personas, estar atentas a lo que realmente experimentan durante el coito es más complicado de lo que parece. Eso se debe a que, cuando repetimos cierta acción o conducta, acabamos haciéndola por hábito más que siendo conscientes de lo que hacemos. Esto es comprensible: si prestaras mucha atención cada vez que te cepillas los dientes o te abrochas la camisa, no saldrías nunca de casa, ni podrías hacer nada.

Además, si estás nervioso, puede que estés pensando en tantas cosas que no te enteres de cómo sientes el mundo sexual. Como ya hemos dicho, durante la relación sexual las personas se concentran en su aspecto, en sus sonidos, en sus olores; en intentar funcionar correctamente; en intentar ignorar su dolor físico o emocional, o en intentar descubrir cómo se siente su pareja. Evidentemente, es difícil sentir las diferentes partes de tu cuerpo, y los cambios sutiles en la estimulación, cuando tienes muchas cosas en la cabeza.

La mayoría entendemos este principio en otras situaciones; por ejemplo, si estás haciendo una entrevista de trabajo importante en un restaurante apenas te das cuenta de cómo sabe la comida. En general, el nerviosismo reduce nuestra capacidad para experimentar las cosas nuevas o para disfrutar.

Así es como puede actuar esa dinámica durante el sexo:

• Si durante las relaciones estás teniendo una fantasía para excitarte más, te perderás parte de la experiencia sensorial.

• Si tienes alguna objeción respecto a cierto tipo de estímulo (la felación es para las putas, los pezones son para los gays, el dedo en la vagina es para las frígidas o para los hombres ineptos), tus prejuicios impedirán que lo pruebes (o que lo sientas si llegas a hacerlo).

• Si no despejas tu mente antes de tener una relación sexual, se instalarán pensamientos que te distraerán (tareas, trabajo, la agenda para la semana que viene) y reducirán tu capacidad para concentrarte en la experiencia.

Quizás en este momento te estés preguntando: «¿Por qué he de prestar atención mientras hago el amor? Cuando era joven no tenía que hacerlo».

Sí, *puede* que sea verdad. Pero ahora eres mayor, y quizá quieras tener una experiencia más completa y rica (quizás hasta elegante). Y si sólo hace uno o dos años que has empezado a tener relaciones sexuales estando sobrio, tu capacidad para prestar atención habrá aumentado de forma espectacular. Aprender a hacer esto adecuadamente es todo un arte que hemos de dominar; nadie nace sabiendo cómo prestar atención cuando hacemos el amor, y nuestra cultura no fomenta que lo aprendamos.

Quizás has estado mirando un deporte en la televisión durante años. Algunas personas ven sus vidas de la misma forma; otras observan de formas cada vez más complejas a medida que van entendiendo mejor el partido, y con el tiempo se impacientan si oyen a un mal comentarista o no salen las repeticiones y las cámaras múltiples al instante. Aunque hay muchas personas que van a la Super Bowl para beber y charlar, otras se quedan en casa y observan concienzudamente el partido, y no se quejan por «tener» que prestar atención para disfrutar más del mismo. Consideran que es una oportunidad para disfrutar más.

Es interesante que las personas se resistan a estar más atentas durante la relación sexual: cierran los ojos, están demasiado ocupadas para sentirlo, tienen miedo de descubrir algo de ellas mismas que las incomode, de sentirse abrumadas o alienadas por la experiencia de abrazarse después, es decir de continuar con la unión erótica después del orgasmo, de sentir su cuerpo cerca del de la otra persona.

Además, la tecnología digital y los aparatos como los *smartphones* fomentan la dispersión constante de la atención, lo cual es nuevo y preocupante.

La mayoría de las personas suponen que esa multitarea no sólo es inocente, sino ventajosa y necesaria para afrontar el mundo moderno. Las investigaciones demuestran que las tareas repetitivas como vestirse o limpiar el mármol de la cocina son una buena forma de organizarnos. No obstante, para tareas más complicadas, la multitarea no sólo no es inocente, sino que es muy perjudicial realmente. Las primeras cosas que degrada la multitarea son 1) la creatividad y 2) la conexión humana íntima. ¿No crees que el mundo sexual debería pertenecer al menos a una de ambas? Si es que sí, la multitarea y el sexo no se pueden mezclar.

Los adolescentes estadounidenses envían y reciben más de tres mil mensajes de texto al mes, lo que equivale a un mensaje cada seis minutos mientras están despiertos o cuando no están en la escuela. El índice para niños y niñas de menos de 12 años es casi la mitad de mensajes al mes. Los adultos pueden decir que eso es una locura, pero éstos casi están a la par con los anteriores. Mis pacientes se quejan de que sus parejas envían mensajes cuando están comiendo; éstas suelen replicar que pueden escuchar mientras escriben. Creo que eso pone de manifiesto la calidad de su atención.

Muchos jóvenes consideran que es perfectamente aceptable responder al teléfono o mandar mensajes en medio de una conversación cara a cara con alguien. Si no estás dispuesto a decir que esto interfiere en la conexión humana, al menos estarás de acuerdo en que cambia el sentido de ésta. Y sin duda cambia nuestras expectativas internas de intimidad, incluida la sexualidad.

En la década de 1970, las personas tuvieron que desarrollar unas normas para utilizar los cajeros automáticos (por ejemplo, ¿a qué distancia tenía que esperar la primera persona de la cola respecto a la persona que estaba utilizando el cajero?). Del mismo modo, las personas (jóvenes) están desarrollando en estos momentos unas normas sobre enviar mensajes de texto después de tener relaciones: ¿cuánto tiempo espera una persona educada? ¿Cuántos mensajes es correcto enviar? ¿Cuánta discreción ha de tener tu pareja sexual mientras estás escribiendo?

Inevitablemente, pronto veremos una serie de comedias románticas donde los protagonistas mandarán mensajes de texto *mientras* hacen el amor. Si se hiciera un *remake* de la película *Network* [*Un mundo implacable* o *Poder que mata*] (1976), Faye Dunaway escribiría mensajes haciendo el amor y William Holden se quedaría perplejo y atónito. Como recordarás, eran de dos generaciones diferentes.

De todos modos, lo que dijo Albert Einstein sobre la multitarea fue: «Cualquiera que pueda conducir sin riesgo mientras besa a una chica bonita es que no está dando al beso la atención que se merece».

Redefinir «sexy»

Hay una historia apócrifa sobre Don José, el torero más conocido de España.

Cuando Don José estaba en la cumbre de su carrera, algunos periodistas le hicieron una entrevista. Cuando llegaron a su espaciosa casa de las afueras de Madrid, le encontraron en la cocina con un delantal con volantes fregando los platos.

—Es el día libre de la sirvienta —explica—. Estoy a punto de terminar.

Los periodistas se miran extrañados.

—Su casa es hermosa —le dicen—, y le agradecemos que nos dedique su tiempo. Pero estamos desconcertados. Usted es nuestro héroe nacional, valiente, hábil, y el símbolo de la masculinidad para todo hombre y mujer de España. Y está aquí con un delantal de volantes rosa, muy delicado, muy femenino.

—¿Femenino? —responde con brillo en sus oscuros ojos—. ¿Femenino? Soy el símbolo de la masculinidad para todo hombre y mujer en España. Todo lo que hago es masculino. Si llevo un delantal de volantes rosa, es masculino hacerlo.

Si Don José llegó a esa conclusión, también puedes hacerlo tú. Tú puedes decidir qué es masculino, femenino o sexy, y serías tonto si diseñaras una definición que te excluyera. Sería como fundar un club y crear unas normas que te descalificaran para pertenecer a él.

¿Por qué hemos de limitarnos a John Wayne o Kanye West, Mae West o Jessica Alba, a *Sexo en Nueva York* o a *Mad Men* (o a *El silencio de los corderos*), o a *cualquier* imagen? Todos hemos de crear nuestras propias imágenes sobre lo que consideramos sexy. Aquí tienes algunos ejemplos de lo que puedes decidir que es muy erótico o muy caliente:

- Recordar *exactamente* cómo le gusta a tu pareja que le acaricien el pelo.
- Llevar un tentempié especial a la cama.
- Besar con los ojos abiertos.
- Ponerle calcetines si tiene los pies fríos.
- Sacar el lubricante cuando te metes en la cama, en lugar de esperar hasta que lo «necesites».
- Lavarle suavemente la vulva antes de tener relaciones sexuales, o el semen de su pecho tras haber eyaculado.

Aferrarse a definiciones demasiado cerradas sobre cosas como sexy, femenino, «buen polvo» y «buen amante» es un gran error; aferrarse a definiciones que te excluyan no sólo es un error, sino lo contrario a la Inteligencia Sexual, un verdadero obstáculo para la satisfacción sexual. Imagina que estás anunciando un coche nuevo o unas nuevas zapatillas deportivas. ¿Te disculparías ante el público porque el producto no es perfecto, o dirías: *ésta* es la definición de perfecto? ¿Dirías: «Espero que les guste», o dirías: «Confíen en mí, *esto* es lo que estaban buscando»?

Para las personas que dicen: «Pero esto y esto durante toda mi vida ha sido mi imagen de lo que era sexy o de la masculinidad, no puedo cambiarlo», yo les digo que no lo cambien, sino que lo expandan. Decidir que «sexy» puede incluir a Lady Gaga *y* a ti, que «masculino» sois LeBron James *y* tú. Puedes crear cualquier clasificación que desees, siempre y cuando tú también te incluyas.

Si te parece demasiado arbitrario, estás a mitad de camino. *Es* arbitrario, todas las clasificaciones lo son. ¿Por qué Britney Spears un año, Lindsay Lohan al siguiente, y ahora ninguna de ellas? Todo son modas, lo que significa que estas clasificaciones son un consenso arbitrario, sin valor intrínseco. En el dormitorio, el único consenso necesario se encuentra entre tu(s) pareja(s) y tú. Y eso empieza por ti. ¡Decide que tú eres sexy, maldita sea!

Dame una buena razón para negarte a ello.

Comunicarnos para crear resultados

En el capítulo 5, hablamos de la importancia de hacer que la comunicación fuera una habilidad *técnica* en lugar de una *emocional*. Vimos que, cuando alguien teme el resultado de la comunicación (tanto si sus razones son lógicas como si no), esa persona dudará antes de expresarse verbalmente.

Tal como vimos en el capítulo anterior, algunas personas le dan un significado especial a *no* comunicarse: que es romántico, o que permite que el sexo sea «espontáneo». No decir nada para que el sexo sea más romántico o espontáneo es como caminar descalzo para no estropearse los zapatos. Es como dejar el paraguas en el coche para que no se moje cuando llueva. Como diría mi madre, es como quemar la casa para asar el cerdo.

No, puedes conseguir más cosas comunicándote que no haciéndolo. Así que veamos el aspecto práctico-técnico de la comunicación, empezando por la analogía de la comida.

Aunque no sepas cocinar, sin duda conocerás cientos de palabras para los ingredientes, utensilios de cocina y cómo preparar la comida. Aquí tienes algunos ejemplos:

- *Ingredientes*: especias, salsas, verduras, aceites, carnes, productos lácteos, cereales, edulcorantes, caldos.
- *Utensilios y objetos*: olla, colador, sartén, taza para medir, cuenco, cuchillo, pelapatatas, tabla de cortar, plato, nevera, horno, abrelatas.
- *Acciones*: hervir, freír, saltear, cortar, verter, medir, batir, picar, hacer al vapor, mezclar, aventar, cortar a rodajas, hornear, remover, bombardear (¿no es esta la palabra que usamos para describir lo que hace el microondas?).

Ahora imaginemos que una pareja está intentando hacer una comida (o incluso un tentempié) sin usar palabras como éstas. Sería algo como esto: «Cariño, por favor pon X e Y en Z unos minutos. Luego...»

Por muy buenas que sean estas personas haciendo payasadas, hacer algo más complicado que echar un vaso de agua resultaría imposible. En el mejor de los casos, hacer cualquier cosa llevaría mucho tiempo. Y ambas se sentirían frustradas. Por lo tanto, cuando dos personas quieren hacer algo juntas, desde fabricar una jaula para pájaros, preparar una cena para algunos invitados o limpiar el cuarto de baño hasta hacer el amor, es esencial que tengan un vocabulario común. Ésa es la razón por la que necesitamos palabras para las partes del cuerpo, las actividades eróticas y nuestra experiencia subjetiva. Decir «Cariño, usa tu "ya sabes" para "ya sabes" mi "ya sabes"», no sirve de mucha ayuda.

Recordemos la historia de la Biblia de la Torre de Babel. Cuando Dios quiso detener la construcción de la gran torre que llegaría hasta el cielo, no necesitó quitarles las herramientas o los materiales. Bastó con que de pronto cada uno hablara un idioma que el otro no podía entender. El proyecto se interrumpió en cuestión de minutos.

Tener un vocabulario sexual forma parte de la Inteligencia Sexual y es totalmente imprescindible para disfrutar del sexo. Si tu vocabulario se reduce a «aquí bajo» y a «eso» y «ya sabes», te va a costar guiar, informar o compartir con tu pareja. Y tienes muchas menos probabilidades de conseguir el tipo de experiencias sexuales que deseas.

En el supuesto de que estés convencido de que hablar con tu pareja es una gran idea, ¿cómo vas a hacerlo?

Empezaremos en la cama, quizá mientras estemos haciendo el amor.

Lo que debes y no debes decir en la cama

- Pídele a tu pareja que haga una o más cosas que sabes (o crees) que te gustarán. (Sexualmente, me refiero; no es el momento para pedirle que te instale un antivirus en el ordenador.)
- Habla más de lo que quieres que de lo que no quieres; por ejemplo, en lugar de decir: «Vas demasiado deprisa», di: «Me gustaría que fueras más despacio».
- Si dices: «No me hagas esto», añade: «Pero hazme esto otro».
- Sé amable cuando hables de sexo (salvo que estés a punto de llegar al clímax, en cuyo caso, exigir algo y olvidarse del «por favor» es comprensible).
- A menos que suceda algo terrible (como que se rompa un preservativo o que descubras que tu pareja finge el orgasmo), deja las conversaciones *serias* para después.
- Nada dice mejor «Estoy aquí contigo» que el contacto visual. Mira de vez en cuando a tu pareja cuando tienes relaciones sexuales, especialmente cuando hables o escuches. Incluso un «¡Dios mío, Dios mío!» merece un contacto visual, igual que «Espera, no tardes, pero todavía no».
- Evita el «No vuelvas a hacerlo» y «¡Cuántas veces he de decírtelo!» cuando hayáis terminado de hacer el amor; mejor más tarde ese mismo día o esa semana. O quizá nunca.
- Toma la mano de tu pareja y acaríciate (la pierna, el pelo, el trasero, la nariz, lo que sea) con ella como a ti te gusta. Susúrrale: «Así». De hecho, procura susurrar mucho. Es muy sexy.
- No hables de que una pareja anterior hacía algo mejor. No digas que otra persona es más atractiva o que te sientes mejor con ella. No digas que la cama de otra persona nunca tenía migas de pan.

- No preguntes: «¿Dónde has aprendido a hacer esto?» o «¿Quién te ha enseñado a hacer esto?»
- Si algo te gusta, dilo.
- Si algo te gusta mucho, dilo más de una vez.
- Nunca jamás digas que algo te gusta si no es verdad.
- No preguntes: «¿Por qué demonios has hecho esto?» Simplemente di: «No, gracias».
- Si tu pareja te dice: «Te quiero», no tienes por qué decirlo tú también; puedes sonreír, o decir: «Mmm, qué bien». Nunca digas «Te quiero» si no lo sientes. O si no piensas repetirlo en treinta días.

A veces el mejor momento y lugar para hablar de sexo es fuera del dormitorio. Aquí tienes algunos ejemplos de cosas que puedes decir o de las que puedes hablar cuando *no* estás haciendo el amor:

Trucos para hablar de sexo en la cocina (o donde sea)

- Pregunta qué quería decir una palabra, gesto o expresión facial.
- Pregúntale a tu pareja si le gusta cierta cosa.
- Utiliza los nombres correctos para las partes del cuerpo.
- Siéntate lo bastante cerca para que haya contacto físico. Así puedes cariciar mientras hablas.
- Hablad y acordad usar una «palabra segura», una palabra poco habitual (como *dinosaurio*) que, si uno de los dos la dice durante el acto sexual, signifique «Para ahora mismo, ¡lo digo en serio!». Y no hagáis bromas con la palabra una vez que la hayáis pactado.
- Hablad de las normas: «Ahora sabes que no voy a querer X en el futuro, así que por favor no me lo pidas ni lo intentes».
- Si no estás seguro/a de lo que quería decir tu pareja la última vez que hicisteis el amor, pregúntale: «¿Qué querías decir con "No, ahora no" o "No, nunca"»?
- Confirma tu(s) acuerdo(s) anticonceptivo(s) —qué, cuándo y cómo—. Aquí tienes algunos consejos: el «esforzarte más» no tiene cabida en esta conversación. La anticoncepción es lo que tú haces,

no lo que te esfuerzas en hacer o te esfuerzas en recordar o crees que deberías hacer.

- Aclara y resuelve cualquier desacuerdo sobre la logística: temperatura ambiental, consumir alcohol durante la relación sexual, llevar calcetines en la cama, decir guarrerías, cerrar la puerta con llave, etc.
- Describe la situación actual de tu cuerpo, ya sea temporal o permanente: dolor en la zona lumbar, dificultad para apretar las manos, asma. Si es necesario, recuérdale a tu pareja que eres diestro/a o zurdo/a (un factor importante para colocarte bien para hacerle un trabajo manual). Menciona también dónde eres especialmente flexible o fuerte; por ejemplo, caderas o brazos (un recurso importante si deseas que alguien se ponga a cuatro patas).
- No juzgues lo que no te gusta («Uff, esto es sucio/perverso/poco romántico»). Si hay algo que no quieres hacer en la cama, no necesitas una «buena» razón. No tienes que justificar tu falta de interés en ello criticando la actividad o a quien la propone.
- Igual que hace Amazon.com, puedes indagar: «Puesto que te gusta X (acto relacionado con el sexo), me pregunto si a ti te gustaría Y (un acto sexual parecido)».
- «Oye, uno de estos días cuando estemos en la cama, ¿quieres probar X?»
- «Quiero que sepas que cuando las cosas no van muy bien entre nosotros, tengo mucho menos interés en el sexo.» Salvo que seas una de esas raras personas para quienes «Cuando no nos llevamos bien, me apetece *más* el sexo».

Si utilizas otras palabras o tienes otros criterios sobre lo que se debe o no se debe decir en la cama, pero tus conversaciones se parecen a éstas, está bien, siempre y cuando te estés comunicando con el objetivo de conseguir mayor claridad y confianza. Ya sé que a veces en una comida o tomando algo de beber, un amigo/a nos cuenta su historia personal con demasiados detalles y pensamos: «Mmm, DI», es decir Demasiada Información. Pero no pasa lo mismo en la cama, siempre que la comunicación se establezca con la finalidad de aclarar cosas y ganar confianza, y estés prestando atención a lo que estás haciendo. Tener más información casi siempre es mejor que tener menos.

Además de prestar atención a tus condiciones, a tus experiencias y a tus conceptos, la comunicación, es una de las mejores formas de desarrollar la Inteligencia Sexual.

9

Aceptar lo inevitable

La salud y los retos del envejecimiento

Kelli estaba emocionada por su embarazo. Como tenista de las que se lo tomaban en serio, gozaba de una excelente forma física, así que su médico le aseguró que tendría un buen embarazo. Pero a la semana empezó a vomitar, a engordarse y a odiar a todo el mundo.

Hector, su esposo, frenó su actividad sexual habitual (generalmente dos veces a la semana), pensando que iba a ser temporal y que era evidente que ella se encontraba fatal. Además, en esos momentos tampoco era la persona ideal con quien poder pasar un rato agradable.

A los tres meses, las hormonas de Kelli se calmaron y dejó de vomitar. A medida que se le iba notando la barriga, parecía que iba volviendo a ser ella misma, y volvió a ser agradable con todos, salvo con su marido. Concretamente, no quería tener relaciones sexuales. Ni siquiera quería besarle porque le decía que su aliento le daba náuseas.

A diferencia de otros maridos que se burlan, avergüenzan o rechazan a sus esposas en estado, Hector seguía siendo afectuoso, le decía regularmente lo atractiva que era y cuánto la deseaba.

Entretanto, ella iba ensanchándose cada vez más y eso no le gustaba ni un ápice.

Al principio tenía varias razones para apartarse de Hector, luego excusas, y en su primer gran altercado al respecto acusó a su marido de no ser sincero cuando le decía que la encontraba atractiva en su estado actual. Él, atónito, le volvió a decir lo guapa que era. «Sencillamente, estás desesperado por echar un polvo después de todos estos meses», le replicó ella. Cuando él lo negó, se puso más furiosa. Tras varias semanas de la misma batallita, durante una sesión ella dijo: «No es verdad que me desee, sólo intenta que me sienta mejor. Bueno, puedo verlo en sus ojos, y eso no resulta; no soy idiota, sé que parezco una maldita ballena».

Kelli dijo que podía soportar que Hector fuera sincero y que la rechazara durante su embarazo, pero que no podía aguantar lo que ella percibía como falsedad, pues era «evidente» que la trataba con condescendencia y la manipulaba.

Hector se quedó desconcertado y se sintió herido, y después de haber intentado conectar con ella durante meses, acabó tirando la toalla. La situación no hacía más que empeorar. Yo también estaba pendiente del calendario: en once semanas más Kelli daría a luz, y entonces sus vidas sí que cambiarían por completo. Ése no iba a ser el momento de arreglar el matrimonio; realmente quería hacerlo ahora, conseguir todo lo posible antes de que naciera el bebé. En cierto modo, yo tenía más prisa que ellos, lo que nunca es la situación idónea para una terapia.

¿Cómo iba a hacer que Kelli considerara la posibilidad de que Hector no mentía y de que lo que en realidad le sucedía era que estaba expresando su propia disconformidad con ella misma?

—Kelli, ¿y si él es sincero? —le pregunté.

—Entonces, o ya no le importa mi aspecto, lo cual es una mierda, o nunca se ha fijado o nunca le ha importado realmente cómo era yo antes, lo cual también es una mierda, o todo me lo estoy montando yo y me estoy volviendo loca. No sé qué es peor —respondió enfadada.

Las dos primeras eran totalmente falsas.

Pero en verdad lo que le sucedía era que estaba proyectando su autorrechazo en él. Durante muchos años se había identificado mucho con su cuerpo; no tanto con su aspecto, sino con su movilidad, agilidad y elegancia felina. Había perdido todo eso y temía no volver a recuperarlo. Había pensado en ello, se sentía egoísta por pensar así, y se preguntaba si haberse quedado embarazada había sido tan buena idea, y entonces empezaba otro ciclo.

Una semana, sin más, preguntó:

—¿Es seguro tener relaciones durante el embarazo? —Lo que sucedía era que también tenía miedo de perder su sexualidad, otra de las cosas con las que se sentía muy identificada.

Le pregunté qué le había dicho su doctora.

—Ah, me ha dicho que no hay problema, pero no sé si creerle. No tiene pinta de haber tenido relaciones en su vida, y Hector y yo podemos, bueno, ya sabe, los dos somos bastante atléticos...

Él se rió y ella sonrió tímidamente. Fue muy tierno.

—No sólo podéis tener relaciones sexuales ahora —les dije—, sino también después del parto.

—Pero he oído que las parejas tardan un año o dos en volver a tener relaciones sexuales —dijo ella—. No me gusta eso. ¿Y cómo se las va a arreglar Hector?

Le aseguré que si tardaban un año, sería un año; que no pasaría nada. (Creí que era mejor asegurarle eso que decirle que probablemente no tardarían tanto.) Hector hizo unos cuantos chistes, todos ellos con el lema «te esperaré».

Kelli no sólo estaba preocupada porque a Hector ya no le gustara su cuerpo, sino que le preocupaba que su cuerpo se quedara «permanentemente desfigurado» y que él la rechazara para siempre, o que, aunque se adelgazara y recuperara su figura, él la rechazara por la fea imagen que le habría quedado de ella en su memoria.

—No lo pescas —dijo finalmente un día el siempre tranquilo marido—. Estoy harto de esta historia. —Hector casi nunca hablaba así—. Parece que tienes un problema con tu aspecto actual, y me parece que tienes miedo de que yo piense que serás fea el resto de nuestros días. Eso es ridículo. Insistes en que puedes predecir exactamente cómo me siento, pero estás equivocada.

»Si es necesario —prosiguió—, podemos seguir sin tener relaciones sexuales durante el resto del embarazo. Será horrible, pero me las arreglaré. Pero volveremos a tenerlas después de que nazca el bebé, y será tan maravilloso como antes. ¿Verdad? —Ella estaba impasible—. ¿Verdad? ¿Verdad? —decía mirándome en un gesto de frustración.

—Nunca volverá a ser como antes —dijo ella al final con una voz de resignada desesperación—. Tú volverás a ser el mismo chico sexy, por lo que yo volveré a desearte, por supuesto. Igual que otras mujeres. Pero yo me he estropeado para siempre. No me desearás, ya me siento mal conmigo misma, y nadie salvo los perdedores me considerarán atractiva.

—Tienes toda la razón —le dije a Kelli, para sorpresa de Hector—. Nunca volverá a ser como antes. La cuestión es si podréis entre los dos conseguir que vuelva a ser maravilloso de otra forma diferente. Kelli, tengo la impresión de que piensas que el interés sexual de tu esposo hacia ti es bastante superficial; con esa creencia, no me extraña que te angustie el futuro. Si escuchas, quizás aprendas algo sobre Hector.

De hecho, Kelli nunca había dejado de preocuparse lo suficiente como para darse cuenta de que su marido la deseaba por algo más que por su cuerpo perfecto.

—Kelli, quiero que te imagines que hay más de una forma en que Hector puede desearte y verte atractiva, que hay más de una forma en que las personas pueden conectar sexualmente. Cuando lo hagas, todo lo demás no serán más que minucias. Cuando insistes en que el deseo de Hector por ti es absolutamente inflexible, estás diciendo más acerca de tu imaginación que acerca de él.

»Afortunadamente —proseguí—, Hector aportará su imaginación y su deseo por ti a vuestro matrimonio por muy escéptica o cohibida que te sientas. Su deseo por ti es como la gravedad: aunque no te lo creas, es real. Es una pérdida de tiempo insistir en que él no te desea cuando no es verdad.

—Me estás pidiendo que confíe plenamente en él —dijo Kelli muy despacio.

Le dije que así era. Ella me respondió que no estaba segura de poder hacerlo ahora.

—Sí, quizá sea algo que no quieras hacer ahora.

Kelli se dio cuenta de mis palabras.

—Haces que parezca como si se tratara de una opción —dijo ella.

Asentí de nuevo con la cabeza.

—Sí, creo que empieza con la decisión de confiar, y luego hay que averiguar cómo conseguirlo.

Kelli no estaba muy convencida, pero se dio cuenta de que podía ser una solución a su dilema. Con eso me bastaba, al menos hasta la siguiente sesión.

La mayoría de las personas desarrollamos nuestro modelo de sexualidad cuando tenemos el cuerpo de una persona joven y sana. La mayoría sólo tenemos ese cuerpo durante unos pocos años, y nadie lo conserva durante más de una década o dos. Así que si queremos seguir disfrutando del sexo cuando cambie nuestro cuerpo más nos vale tener a punto otro modelo de sexualidad.

Sin esa visión, nos costará mantener nuestro deseo, pues nos cuestionaremos nuestro atractivo y si tenemos las condiciones para tenerlo. Si nuestra pareja tiene una edad similar a la nuestra, nos costará verla atractiva o deseable.

El envejecimiento y los problemas de salud tienen una enorme repercusión en la vida sexual de las personas. Entre esos problemas se encuentran los efectos secundarios de las medicaciones; las relaciones durante el embarazo y después del parto; los efectos sexuales de la anticoncepción; la falta de resistencia o una menor gama de movimientos; la menopausia; el dolor crónico; y los cambios indeseados en las funciones corporales, incluidos el deseo, la lubricación, la erección y el orgasmo.

Con los baremos de lo que puede hacer el cuerpo de una persona joven cuando hace el amor (resistencia, flexibilidad, deseo, erección, lubricación, orgasmo, etc.), muchas personas de más de 35 años tendrán más de un «fracaso» en las relaciones. En vez de disfrutar de lo que un cuerpo y una mente mayores pueden crear durante el acto sexual, demasiadas personas se centran en comparar cómo *son* ahora y cómo *eran* antes.

Esto produce una gran dispersión, tanto si la comparación es positiva como si no.

Para potenciar la satisfacción sexual pasados los 35, has de reconciliarte con este nuevo contexto para la sexualidad. Al fin y al cabo, un «buen polvo» para ti nunca más volverá a ser como «se supone», si eso requiere dos cuerpos jóvenes y sanos. Especialmente, si tienes (o tu pareja) uno o más de los factores de riesgo habituales, has de sentir que tienes derecho a redefinir la palabra «sexy» para que incluya a alguien —a ti— que esté en una condición física que la sociedad tacha específicamente de *no-sexy*.

Sólo entonces serás capaz de aprovechar los hechos y las técnicas que hacen que la sexualidad sea más agradable. De lo contrario, es como tomar clases de piano mientras escuchas tu iPod. Ni el mejor maestro del mundo podrá enseñarte nada.

Tal como hemos visto, es importante que establezcas tu propio modelo de sexualidad idiosincrásica; que disfrutes de lo que has elegido incluir, y que pases el duelo de lo que has perdido y que, por lo tanto, no puedes incluir. Hay tanta (falsa) alegría en los medios de comunicación respecto a «saber envejecer» y la «vitalidad sexual para toda la vida» que creo que muchas personas subestiman las dificultades emocionales. Es como los catálogos que anuncian viajes a Cuba: te ponen las fotos de sus maravillosas playas, su excelente música y sus exuberantes mujeres, pero no te dicen nada de su tremenda pobreza.

Problemas de salud habituales con repercusiones sexuales

Recordarás que cuando hemos tratado las «zonas erógenas», hemos visto que era un concepto limitado, y que el cuerpo entero puede ser sede de sensaciones sexuales.

Creo que el concepto de «función» y «disfunción» sexual es igualmente limitado, porque hace una diferenciación artificial entre las reacciones corporales que son sexuales y las que no lo son. Una migraña atroz que convierte un fin de semana romántico en una pesadilla solitaria es un problema tan sexual como los problemas de erección o de ardor en la vagina.

Por lo tanto, antes de entrar en detalles sobre la salud y los retos del envejecimiento, veamos algunos de los problemas de salud «no sexuales» que suelen tener consecuencias sexuales:

☐ Insomnio	☐ Síndrome de colon irritable
☐ Diabetes	☐ Síndrome de Asperger
☐ Artritis	☐ Obesidad
☐ Síndrome de fatiga crónica	☐ Trastornos hormonales
☐ Fibromialgia	☐ Acúfenos
☐ Asma	☐ Síndrome del túnel carpiano
☐ Migraña	☐ Depresión
☐ Hipertensión	☐ Demencia
☐ Desgaste degenerativo de disco	☐ Ciática
	☐ Hipotiroidismo
☐ Levaduras e infecciones urinarias	☐ Síndrome de Sjogren
	☐ Lupus

... y cualquier otra cosa que dificulte que las personas se entiendan, sean amables entre ellas, pasen tiempo juntas, presten atención o gocen de sus cuerpos.

Si estás pensando: «Vaya, parece que casi todas las enfermedades tienen un componente sexual», pues sí, es justamente eso.

Las personas tenemos problemas de salud a cualquier edad, así que si estás combatiendo una, no significa que seas viejo/a. Dicho esto, muchas de las reflexiones y estrategias de las que hablaremos aquí se pueden aplicar de forma similar a los retos que plantea la actividad sexual cuando envejecemos.

Ya has leído una serie de herramientas de la Inteligencia Sexual que te ayudarán a entender y abordar los retos sexuales de la salud y del envejecimiento. Por ejemplo:

- Hablar con tu pareja.
- Eliminar las jerarquías sexuales.
- Darte cuenta de que eres tú quien da sentido al sexo, en vez de que el sexo posea un sentido por sí mismo.
- Saber cuáles son tus condiciones para la actividad sexual y comunicárselas a tu pareja.
- Renunciar a la necesidad de «espontaneidad» en las relaciones sexuales.

Ahora hablemos sobre cómo aplicar estas herramientas e ideas.

Efectos sexuales de las medicaciones

Muchos fármacos tienen efectos sexuales secundarios que pueden reducir el deseo, retrasar la excitación e inhibir el orgasmo. Algunos medicamentos comunes con efectos secundarios son los:

- Antidepresivos.
- Diuréticos (que se utilizan para la hipertensión).
- Analgésicos (medicación para el dolor).
- Antihistamínicos.
- Ansiolíticos (para la ansiedad).
- Antiepilépticos.
- Antihipertensivos.
- Supresores del apetito.
- Anticonceptivos orales.
- Quimioterapia para el cáncer.

Los medicamentos no tienen por qué afectar directamente la función sexual para que repercutan en tu experiencia sexual o en tus relaciones sexuales. Algunos pueden tener algún efecto en tu sexualidad de otras formas:

- Haciendo que tengas mal sabor de boca.
- Provocándote sed constantemente.
- Provocando somnolencia.
- Provocando pereza mental.
- Haciendo que te castañeen los dientes, ronques o des sacudidas.
- Impidiendo que bebas alcohol.
- Cambiando el olor de tu sudor o de tu aliento.
- Haciendo que tengas tendencia a la depresión.

Este tipo de efectos pueden hacer que no beses o no practiques el sexo oral, le parezcas menos atractivo a tu pareja, te aísles de tu propio cuerpo o sexualidad, o simplemente la actividad sexual deje de ser una prioridad en tu vida.

No es de extrañar que los efectos secundarios sexuales de los medicamentos sean una de las principales razones por las que las personas no cumplen con las prescripciones facultativas en cuanto a la frecuencia o duración del tratamiento. (Si es tu caso, pide hora con tu médico esta semana para revisar y posiblemente cambiar tu medicación.)

Por desgracia, muchos médicos no comentan con sus pacientes los efectos de los medicamentos que les recetan. Lo mismo pasa con los farmacéuticos que los venden. Estos profesionales deberían saber lo habituales que son los efectos secundarios sexuales, y que con frecuencia son la causa por la que muchas personas dejan de tomarlos. Médicos y farmacéuticos deberían tener la iniciativa de hablar de estos efectos secundarios con los pacientes. Por desgracia, la timidez, la falta de información, el miedo a la respuesta del paciente y un falso sentido de la educación y el decoro suelen inhibir esa iniciativa.

Si tienes problemas sexuales cuando te estás medicando, puedes:

- Hablar con tu farmacéutico.
- Hablar con tu médico.

- Hablar con tu terapeuta.
- Hablar con tu pareja.

También pregúntate: ¿empezaron o empeoraron mis dificultades sexuales cuando comencé a tomar la medicación? A veces estamos tan contentos por el efecto positivo de una medicina que no nos damos cuenta de que puede estar influyendo negativamente en nuestras vidas.

Sin apartarnos de este tema, demos un breve repaso a las drogas recreativas. Las más comunes —marihuana, cocaína y anfetaminas— tienen efectos curiosos sobre la sexualidad. La mayoría de los consumidores dicen que en pequeñas dosis los excitan, mientras que si toman en exceso les hace perder interés en el sexo. Aunque la moderación puede que no sea el secreto de la felicidad en todas las cosas, sí aumenta las posibilidades de que puedas disfrutar del sexo cuando consumes una droga callejera.

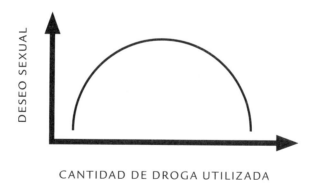

CANTIDAD DE DROGA UTILIZADA

Cómo afectan a la respuesta sexual muchas drogas callejeras

Los efectos del alcohol en la sexualidad

El alcohol también es una droga y tiene efectos bien conocidos sobre la mente y el cuerpo humano.

Durante miles de años las personas han descrito el alcohol como una droga que desinhibe; es decir, hace que la gente se sienta más relajada, menos nerviosa, menos vergonzosa, más dispuesta a aventurarse, menos preocupada por los convencionalismos sociales. Por lo tanto, permite que las personas hagan cosas que normalmente no harían, o que no harían sin sentirse mal.

Al mismo tiempo, el alcohol baja la velocidad de los reflejos de las personas, reduce la coordinación de la mano-ojo, inhibe la discriminación motora, hace que arrastremos las palabras, y al final da somnolencia. Por lo tanto, dificulta o imposibilita los gestos físicos sutiles. Ésta es la razón por la que los paquetes de condones sean más difíciles de abrir y los sujetadores de desabrochar. El alcohol también dificulta conseguir o mantener una erección e interfiere en la lubricación vaginal.

De modo que hay un conflicto, que Shakespeare describió muy bien en *Macbeth*: el alcohol «deseo provoca, pero no nos deja actuar». Así que «lascivia, señor, provoca *y* no provoca». Es decir, reduce nuestras inhibiciones (que muchas personas desean respecto al sexo), pero dificulta el «acto» (permitir o hacer que nuestros cuerpos hagan lo que nosotros queremos).

Muchas personas buscan el efecto de desinhibición del alcohol (cuando no en ellas mismas, en sus parejas), pero no quieren pagar el precio de ver reducida su potencia. Al fin y al cabo, ¿de qué sirve estar mentalmente relajado para disfrutar del sexo si tu cuerpo está dormido o no notas tus miembros?

Entonces, ¿cuál es la medida ideal entre *algo* de desinhibición sin *demasiada* pérdida del funcionamiento? Cuando pregunto a mis pacientes, alumnos y colegas para tener una idea, suelen decir unas tres copas, incluso cuatro, a veces hasta cinco. (Cualquiera que necesite cinco, o nunca ha bebido antes, o el sexo le pone terriblemente nervioso.) Aunque cada persona es diferente, la respuesta de la mayoría es una sola copa. Eso está bien: para la mayoría de las personas, sólo dos tercios de una copa; más alcohol suele perjudicar la experiencia sexual, reduciendo el rendimiento más que favoreciendo la relajación y la diversión.

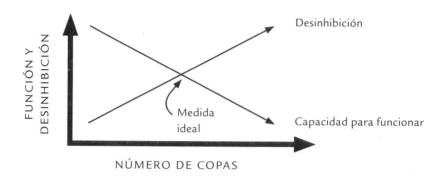

Cómo afecta el alcohol a la «función» sexual

Ahora bien, después de una copa, la mayoría de las personas creen que tomar más alcohol *no* afectará mucho a su actuación, porque cuanto más bebemos, menos sensibles estamos a lo que hace y siente nuestro cuerpo. Y cuando estamos borrachos, casi cualquier cosa que no nos hace enfadar nos parece divertida. Esos momentos, bueno, ya sabes, «hay que vivirlos».

Luego, el alcohol es otra droga que en lo que al sexo se refiere: la moderación es lo mejor.

Una observación especial sobre el dolor crónico

El dolor crónico: es molesto, cansa, te pone en situaciones incómodas y es una sentencia de por vida.

Las personas que lo padecen se cansan de hablar de él; las que no lo padecen se hartan de oír hablar de él. Entretanto, es el tercer compañero de cama silencioso. El sexo implica a Ron, a George y al dolor de Ron.

Es una traición. Casi todas las personas que tienen dolor crónico recuerdan cuando no lo tenían: «¡Oh, *aquéllos* eran otros tiempos!»

A nadie le gusta adaptar su forma de hacer el amor al dolor crónico. Hace que una persona se sienta vieja, débil, vulnerable, acomplejada, poco atractiva. Patética. Y obliga a la persona a aceptar la realidad del dolor, el hecho de que no es un problema temporal, sino permanente. Ésta es la única razón por la que hay tantas personas que no adaptan su sexualidad a su dolor; aumentar su placer no compensa el deprimente recordatorio de la terrible verdad. No, es mejor que el sexo duela a que nos recuerde que ese dolor es permanente. Mejor perder interés en el sexo a que éste nos recuerde que ese dolor es permanente.

Si sabes (o sospechas) que tu pareja tiene dolor durante el acto sexual, agarra el toro por los cuernos, quítale las chocolatinas o el mando a distancia y dile: «¡Estás fastidiado/a!» Perteneces al Escuadrón del Dolor, insiste en que tenéis que hablar; concretamente, sobre cómo podéis adaptaros los dos para que la relación sexual sea menos dolorosa. (Veamos, intentaremos reducir el dolor en vez de pretender eliminarlo, ¿te parece muy terrible?)

Adaptarse a reducir el dolor puede ser tan sencillo como cambiar de lado en la cama, o cambiar de posturas, o poner cojines debajo de las nalgas, los hombros, los tobillos o el cuello. O puede suponer tomar ibuprofeno o un baño de agua caliente unos minutos antes de hacer el amor. O quizá cinco minutos de masaje —cuello, hombros, manos, donde sea— justo antes del coito, o tres minutos de estar estirados en silencio respirando profundamente, relajando el cuerpo y visualizando que vuestros músculos y articulaciones están a gusto justo antes del coito. La gente rara vez hace eso sin que la inciten a ello. Así que incita. Ah, y luego ayuda a recoger los pedazos de la crisis existencial de tu pareja tras haber reconocido que vive con dolor crónico.

Imagen deteriorada de tu cuerpo

En Estados Unidos, aprendemos a avergonzarnos cuando el exterior de nuestro cuerpo no coincide con quienes sentimos que somos desde dentro. Nos sucede eso con los signos del envejecimiento (como las arrugas), así como para una amplia gama de otras características corporales: peso, postura, asimetría facial, forma física, cicatrices, heridas visibles e instrumentos artificiales (aparatos ortopédicos, bastón, silla de ruedas, etc.). Todos estos artefactos pueden crear un contraste entre la forma en que nos ven los demás (y especialmente, como nos vemos en el espejo) y la persona sana y «normal» que nos sentimos por dentro.

Todos podemos entender esto. Sé que no me *siento* como una persona de mi edad y mi peso, pero cuando me miras, eso es justamente lo que ves, y por supuesto, supones que lo que ves es correcto. Ésta es una de las razones por las que muchas personas se sienten mal con sus cuerpos; suponemos que el cuerpo es el vehículo a través del cual los demás juzgan erróneamente quiénes somos.

Ésta es una rutina, aunque dolorosa, de la adolescencia (peligrosa para algunos), pero para muchas personas empieza de nuevo (o sigue) cuando cumplen los 30, o después de tener hijos, cuando se quedan calvos, se jubilan, o en muchas otras ocasiones. La gente se suele quejar: «¿Cómo tengo este aspecto? Me siento sexy (o joven), pero mi cuerpo no lo parece (al menos a mí no me lo parece)».

Nuestra preocupación es respecto a una, dos o tres de estas cosas: el tema de la belleza (no tengo tan buen aspecto como me gustaría o como solía); el tema de la disonancia (mi aspecto no refleja cómo me siento), y la definición de lo que es sexy (sé que no encajo en la definición oficial de sexy, pero confía en mí, lo soy).

Tanto el envejecimiento como la enfermedad hacen que una persona convierta su cuerpo en un problema. Por lo general, los adultos que luchan contra el envejecimiento o contra una enfermedad se relacionan con su problemático cuerpo principalmente cuidándolo (a regañadientes) y trabajando con él (con resentimiento). Cuando tu cuerpo es el centro de tanta frustración, decepción, tristeza e impotencia, cuesta imaginar que pueda ser el centro de tu placer y del deseo y placer de otras personas.

Y has de recordar que tu atractivo es por lo que eres y no por lo que aparentas. Cuando una persona llega a conocerte y a apreciarte, tu cuerpo se apunta a la fiesta. Debes tratar a tu cuerpo como si fuera un invitado de honor, no un lastre.

Esto es especialmente importante cuando estás en el dormitorio y te sacas la ropa. Estás cohibido/a. Temes que tu pareja se sienta decepcionado/a, quizá que se imagine cómo eras hace diez o veinte años. Si te sientes bien con tu aspecto físico, a toda costa tienes que olvidarte de su maldito aspecto y dejar que la actividad sexual suceda, sin las interrupciones de tus complejos o críticas. Nuestra cultura no es precisamente nuestra aliada en este aspecto; como antropólogo sexual, Mickey Diamond dice: «A la naturaleza le encanta la diversidad. Por desgracia, la sociedad la odia».

Qué puedes esperar al envejecer

Veamos algunos de los cambios más habituales que puedes experimentar cuando envejeces, y luego los compararemos con algunos aspectos de tu sexualidad que *no* cambian cuando te haces mayor. ¿Qué quiero decir con «envejecer» y «hacerse mayor»? Algún impreciso momento alrededor de los 40 años. Pero tu kilometraje puede variar mucho. Algunas personas están exhaustas a los 30, mientras que, para algunas que empezaron tarde, este proceso puede comenzar a la mediana de edad.

En primer lugar, ¿cuáles son los *cambios* más comunes en la sexualidad cuando envejecemos?

- *Deseo*: suele disminuir.
- *Lubricación vaginal*: suele disminuir en volumen y consistencia.
- *Erección*: necesita más estimulación, y puede que no sea tan dura ni dure tanto tiempo.
- *Orgasmo*: puede tardar más en llegar, puede no ser tan largo o tan intenso.
- *Período refractario*: el tiempo de espera obligado entre la eyaculación y la siguiente erección suele aumentar.
- *Preferencias*: el típico repertorio sexual puede disminuir, suele haber menos experimentación. A veces, sucede a la inversa: algunas

personas que han estado cohibidas durante veinte o treinta años tienen un nuevo estímulo en la vida (¿Nueva pareja? ¿Experiencia de muerte clínica temporal? ¿Mamá se vuelve a casar?) y su menú sexual se amplía y tienen más ganas de experimentar.

En segundo lugar, ¿cómo podemos *permanecer sexualmente estables* cuando envejecemos? Tanto si los siguientes aspectos de la sexualidad empiezan en la juventud siendo bajos y siguen siéndolo en la etapa adulta, como si comienzan siendo muy potentes de jóvenes y siguen siéndolo cuando nos hacemos adultos, pueden permanecer estables con el tiempo:

- Deseo de intimidad.
- Deseo de sentirse deseado.
- Deseo de sentirse bien en tu cuerpo.
- Experiencia del orgasmo.
- Nivel de deseo.
- Contentamiento y cantidad de fantasías.
- Preferencias.

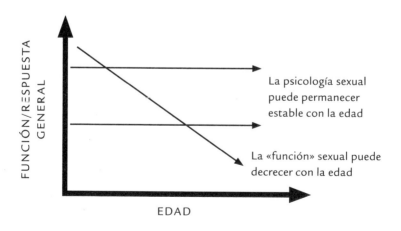

«Función» sexual y envejecimiento: algunos cambios, algunas constantes

Podemos observar que el *funcionamiento* sexual suele cambiar con la edad y que la *psicología* sexual puede permanecer estable con el tiempo. La Inteligencia Sexual te da las herramientas y la motivación para transformar tu sexualidad a medida que envejeces para acomodarte al cambio. Es una forma importante para poder seguir disfrutando del sexo a medida que las habilidades de tu cuerpo para hacer lo que solía van disminuyendo.

Así pues, el envejecimiento no es un ladrón que nos roba la sexualidad; nos roba una *versión* de nuestra sexualidad: de la sexualidad basada en el funcionamiento. Cuando lo haga, deberás decidir si tu sexualidad te ha abandonado realmente o no. Si tienes valor emocional y suficiente interés, puedes reinventarte sexualmente, construir una vida sexual satisfactoria con los pedazos familiares de tu psicología, utilizándola para trabajarte los cambios en tu forma de funcionar.

El mito de alcanzar nuestra «cumbre sexual»

A muchas personas les preocupa saber cuándo van a alcanzar su «cumbre sexual». ¿Será lo suficientemente alta? ¿Será en el momento correcto? ¿Encajará con la «cumbre sexual» de mi pareja? En lo que a sexo se refiere, Estados Unidos parece estar lleno de escaladores.

Quizá los seres humanos se han estado preguntando esto, de una manera u otra, durante mucho tiempo. Sin embargo, hoy en día los estadounidenses se enfrentan a los resultados de una mala interpretación demasiado simplificada y popularizada de una serie de hechos esenciales, que se han repetido tantas veces que parecen correctos y profundos.

Los hechos originales detrás de todo esto son muy sencillos: los índices de orgasmos de cada sexo en distintos grupos de edad, que Alfred Kinsey documentó hace más de medio siglo. Hace dos décadas estos índices alcanzaron la popularidad a través de Gail Sheehy, Shere Hite, David Reuben, *USA Today*, y otros, y fueron pobremente interpretados creando el Gran Mito: que los hombres alcanzan la cumbre sexual a los 18 años, mientras que las mujeres la alcanzan a los 35. Si eso fuera cierto, las cosas estarían un poco enredadas, pero no creo que fuera el fin del mundo. Por desgracia, las personas se han estado preocupando desde entonces.

Las respuestas razonables a la pregunta «¿Cuándo alcanzaré mi cumbre sexual?» incluyen:

- Esta pregunta no tiene sentido.
- Sé que estás preocupado, pero la pregunta no tiene sentido.
- Las personas nunca alcanzan su cumbre sexual.
- Eso depende de lo que quieras decir con ello.

Si por «cumbre sexual» quieres decir rapidez y dureza de la erección; y si quieres decir rapidez y fuerza de propulsión de la eyaculación; y si quieres decir pensar constantemente en el sexo y hacer chistes estúpidos sobre él: entonces, sí, muchos hombres llegan a eso de los 18 años. Y si por «cumbre sexual» te refieres a la edad en que las mujeres responden más sexualmente y es más fácil que lleguen al orgasmo, entonces sí, es alrededor de los 35.

Pero este par de definiciones son sólo una forma de entender la «cumbre sexual». Por ejemplo, «cumbre sexual» podría significar la edad en que la mayoría de las personas disfrutan más del sexo, lo valoran más, lo entienden mejor, tienen las mejores experiencias o lo utilizan más para conectar emocionalmente con su pareja.

«Cumbre sexual» podría significar la edad en que las personas tienen las experiencias más espirituales con el sexo, o lo encuentran psicológicamente más reconfortante ante la tristeza, el dolor o el miedo. En el otro extremo del espectro, «cumbre sexual» podría significar la edad en la que a algunas personas les resulta más fácil vender sus servicios sexuales (lo cual *no* estoy fomentando). Hemos de definirlo de la forma más exacta posible, respetando nuestra propia experiencia y aspiraciones.

Veamos la misma pregunta en otro contexto: los deportes en los que se corre y se va detrás de una pelota, como el tenis, el baloncesto, el béisbol y el fútbol.

Casi todos los jugadores profesionales de estos deportes empiezan a los 14 años. Aunque sus jóvenes cuerpos puedan estar muy en forma, a esa edad no saben mucho sobre el juego o la competición, y por lo tanto hay un límite respecto a lo bien que estos futuros atletas profesionales con talento pueden llegar a jugar.

A los 24 años, los profesionales pueden tener un alto nivel de rendimiento en esos deportes: sus cuerpos están en forma y se les acumula el conocimiento, especialmente si tienen buenos entrenadores. A los 34, la mayoría de los cuerpos de los atletas ya han empezado a retroceder, pero debido a su increíble experiencia e intuición en el deporte y respecto a sus oponentes, todavía pueden competir a niveles muy altos, incluso conseguir que sus equipos sean los mejores. Traspasados los 44, ni todo el conocimiento del mundo puede compensar unos pies, manos, ojos o reacciones más lentos. Casi nunca vemos a un deportista jugar profesionalmente a esa edad.

Para algunas personas, el rendimiento es tan importante que su nivel de habilidad define cuánto van a disfrutar de ese deporte. Pero muchas personas descubren otros aspectos en los deportes que también pueden ser importantes; a veces, incluso más. Por ejemplo:

- La emoción de la competición.
- Conocer el juego.
- La camaradería entre compañeros.
- El aire fresco.
- Llevar ropa o un uniforme especial.
- El sentimiento de dominar la ciencia y la estrategia del juego.
- Estar con jugadores más jóvenes.

Si preguntas a las personas a las que les gusta practicar deportes cuando ya han cumplido los 45 o más, la mayoría dicen lo mismo: «No es igual que antes». A algunas les gustaría que así fuera, mientras que otras lo prefieren como es ahora. Pero todas están de acuerdo en una cosa: «Realmente, me gusta como es». De algún modo, todos ellos han superado su cumbre como jugadores. Por otra parte, si todavía se lo pasan bien jugando más tiempo del que esperaban, y mucho más que otros compañeros que ya se han retirado, ¿quién puede decir que ya han superado su cumbre?

Entonces, ¿cuándo alcanzan su «cumbre sexual» los hombres y las mujeres? Para las personas que ya no están interesadas en el sexo, ya la han superado, para las que todavía siguen interesadas en él, todavía no la han alcanzado. Y si son lo bastante afortunadas, nunca la alcanzarán.

Habla con tu médico sobre el sexo (y sobre tu cuerpo) y enséñale

Alucinarías si supieras lo poco que les enseñan a los médicos sobre el mundo del sexo en la facultad de medicina. Es la única cosa que hacen en menor cantidad que dormir.

La actitud de la mayoría de las facultades de medicina es: «Vamos a enseñarles a estas personas cosas importantes, como las cosas que pueden matarte (o enfermedades muy raras por las que se puede conseguir una gran beca de investigación)». Por lo tanto, tu ginecólogo/a probablemente sepa diez veces más sobre el cáncer de cuello del útero que sobre tu función sexual. Si tienes un cáncer de cuello del útero, tienes suerte; si no es así, tu médico tendrá problemas en facilitarte los cuidados que realmente necesitas.

Muchos médicos me han dicho que les preocupa que los pacientes se ofendan si les hablan del tema sexual. Yo suelo responderles: «Decidles que ésas son las normas de calidad de vuestra consulta, y dejad que se ofendan». Yo mismo recorro ese camino; muchos de mis pacientes nuevos se ofenden ante mis al parecer impertinentes preguntas sobre el sexo, y yo utilizo mi lenguaje claro y directo para hacerlas. Al cabo de un tiempo suelen entender mis razones. A algunos siguen sin gustarles, pero al menos las entienden. Recuerdo un paciente que decía con exasperación: «¿No puede llamarle "ahí abajo" como todo el mundo?»

Por el contrario, cuando animo a mis pacientes a que planteen preguntas sobre el sexo a sus médicos, suelen responderme: «Oh, mi médico se moriría de vergüenza si sacara a relucir este tema». Así que igual que un grupo de conductores nerviosos en un cruce ante una señal de stop* de cuatro direcciones, todos están esperando a ver quién pasa primero. Podrías estar sentado en el cruce de la Sexta Avenida con Main Street durante horas.

Recordemos también quiénes van a las facultades de medicina: personas que apenas han cumplido la edad de votar. Personalmente, no me siento muy cómodo contándole mis problemas de próstata a un joven que ha pasado *Aquellos maravillosos años* en una biblioteca, en lugar de estar aprendiendo sobre la vida; por otra parte, es mejor que la otra opción: un médico que *no* ha pasado años y años en las bibliotecas médicas.

Una vez enseñé sexualidad a estudiantes de medicina de la Universidad de Stanford. Eran brillantes, entusiastas, y en general el grupo de personas de 23 años con menos conocimientos sobre el sexo que he conocido. Si tienes suerte, uno de esos doctores ahora puede ser tu médico.

La moraleja de la historia: del mismo modo que has de enseñar a tu médico las particularidades de tu piel (sientes ardor incluso cuando llueve), de tus pechos (con nódulos toda tu vida) y del resto de tu cuerpo, has de enseñarle a hablar de sexo contigo: los efectos secundarios de los medicamentos, la eficacia anticonceptiva de la marcha atrás, sobre cómo han influido en tu vida los períodos irregulares, preguntas sobre la seguridad del sexo anal, por qué tus pezones gotean un poco aunque no estés embarazada, cómo masturbarte cuando padeces artritis, alergias al esperma o al látex, el hecho de que tu esposo no sea tu principal pareja sexual.

Que los médicos afronten su propia incomodidad. Para eso les pagan, y también será un beneficio para sus propias vidas.

---

* Sistema de señalización de tráfico empleado en Estados Unidos, Canadá y Sudáfrica, donde en un cruce los conductores se encuentran con señales de stop en las cuatro direcciones (o más si las hay), de modo que todos han de parar y mirar antes de cruzar. *(N. de la T.)*

Una historia personal

Hace algunos años me hice una lesión importante en la mano y pasé meses haciendo rehabilitación. Algunos miembros del equipo médico estaban intrigados por mi trabajo, y llegué a conocerlos un poco. Para demostrarles mi aprecio me ofrecí a darles una charla en el hospital. Coincidió que iban a tener una conferencia regional para profesionales de lesiones en la mano (fisioterapeutas y terapeutas ocupacionales, entrenadores deportivos, etc.), y uno de los oradores acababa de cancelar su asistencia. Yo me las arreglé para ocupar su puesto con el tema «Temas sexuales de las lesiones en la mano».

Tal como acordamos, me presenté un mes después en el auditorio donde tenían lugar las conferencias. Tras la presentación, miré a las doscientas personas allí congregadas, les di las gracias por la invitación y les pregunté:

—¿Habéis observado alguna vez el malhumor que tienen los pacientes con lesiones en las mano?

—Conseguí la fuerte reacción positiva que cabía esperar: risas, quejas, movimientos de cabeza, tacos, chistes.

—Muy bien —proseguí—, sé que les habláis a estos pacientes de todo: adaptar las cocinas, los cuartos de baño, conducir, coger en brazos a sus bebés. ¿Cuántos les habláis a vuestros pacientes de la masturbación?

De pronto se hizo un silencio como el de un camino vecinal a media noche.

—Bueno, ¿por qué creéis que tienen tan mal humor? Tienen problemas para masturbarse, ¡algunos no pueden hacerlo durante meses! —La mayor parte del grupo se rió a mandíbula batiente; cuando la risa de sorpresa desapareció y fue sustituida por un triste reconocimiento, yo sonreí—. Hablemos de la mejor forma de hablar de sexo con los pacientes y de las razones por las que habéis pasado por alto la importancia del tema.

Creo que hay unos cuantos veteranos que todavía están hablando de esa conferencia.

Mitos sobre la salud y el envejecimiento

A pesar de la gran cantidad de información correcta que existe y de nuestra disponibilidad a ella, sigue habiendo muchos prejuicios e ideas falsas.

De modo que terminemos con un cuestionario sobre los mitos sobre la sexualidad, la salud y el envejecimiento.

¿Verdadero o falso?
(Respuestas en la página 216.)

- Las mujeres mayores no suelen llegar al orgasmo cuando tienen relaciones sexuales.
- Los hombres mayores, igual que los jóvenes, han de llegar al orgasmo para sentirse sexualmente satisfechos.
- En general, las personas mayores no tienen relaciones sexuales.
- Las píldoras anticonceptivas suelen provocar cáncer.
- Los abortos suelen producir depresión.
- La mayoría de los hombres que pierden el deseo por sus esposas o novias tienen poca testosterona.
- Si no te quedas embarazada después de cinco meses de intentarlo, tú o tu pareja no sois fértiles.
- A los hombres les gustan los pechos grandes; sin ellos, una mujer no puede esperar que su pareja la desee demasiado.
- La mayoría de las personas son más hábiles en el sexo cuando beben.
- Si a un hombre no se le levanta, no puede disfrutar del sexo.
- No te puedes quedar embarazada la primera vez que tienes relaciones sexuales, ni si lo haces de pie o si te haces una irrigación enseguida.
- Si una mujer no llega al orgasmo a través de únicamente el coito, posiblemente la solución sea la terapia, la medicación o una nueva pareja.

- Cada año muchos hombres mayores mueren a raíz de tener relaciones sexuales demasiado vigorosas; con frecuencia con prostitutas, o en algún lío amoroso.
- No son aconsejables las relaciones sexuales tras los tres primeros meses de embarazo.
- La mayoría de los médicos saben todo lo que tienen que saber sobre la sexualidad.
- La mayoría de las medicaciones tienen pocos o ningún efecto secundario sobre la sexualidad.
- Las personas atractivas son las mejores amantes y las que tienen mejores relaciones sexuales.
- Los medicamentos como la Viagra actúan muy bien en las mujeres.
- Casi todas las «disfunciones» sexuales se pueden tratar descubriendo el trauma, como una violación, abusos o carencias en la infancia.
- Los problemas de erección, por supuesto, casi siempre son sexuales.
- Si tienes una infección de transmisión sexual (como herpes o clamidia), nadie querrá acostarse contigo, y es irresponsable que te lo propongas.

Respuestas para el test:
Todas estas afirmaciones son falsas.
No existe «controversia» alguna respecto a ninguna de ellas.
Algunas personas puede que tengan sus propias ideas al respecto, pero los hechos son indiscutibles.

Independientemente del sexo, raza, ideas políticas o habilidad para cocinar un *risotto*, «envejecer» es una de las categorías hacia la que todos nos dirigimos. (Es mejor que la alternativa, ¿no te parece?) Para la mayoría de las personas, envejecer aportará retos especiales para expresar la sexualidad con alegría. Para las personas que ya padecen problemas de salud —dolor, medicamentos, insomnio o enfermedad—, esos retos para una expresión saludable de la sexualidad ya están presentes.

Es bastante duro perder nuestras fuentes habituales de placer, tanto si se trata de la comida como si se trata del deporte, del cuidado de los hijos, de viajar o del sexo. A medida que nos hacemos mayores o nos enfrentamos a problemas de salud, es esencial que usemos nuestra Inteligencia Sexual para reimaginar e inventar el sexo. Así es como podremos seguir usando nuestra sexualidad como fuente de alimento, en vez de perderla en un limitado conjunto de rígidas definiciones que inevitablemente nos excluyen.

No obstante, tal como hemos visto, algunas personas se ponen tan furiosas o tienen tanto miedo ante la necesidad de cambiar su visión sexual que se niegan a hacerlo. Obtienen los beneficios de la negación, pero el precio es la pérdida de su sexualidad. Sinceramente, no puedo decir que eso sea un error para todos: sólo un error para la mayoría de las personas. Como dicen los filósofos, el dolor es obligado, pero el sufrimiento es opcional.

10

Crear una sexualidad que no puede fallar (*o triunfar*)

Utiliza tu Inteligencia Sexual

McCoy y Crystal eran una entrañable pareja de treinta y tantos años. Algo más tradicionales que muchos de mis pacientes, eran rusos ortodoxos, los dos tenían familia en la región. Tenían un hijo y realmente querían otro, pero antes de concebir de nuevo, habían llegado a la conclusión de que querían trabajarse su «vida íntima». Querían tener relaciones sexuales con más «energía» e «intimidad», con menos «estrés» y menos discusiones.

No sólo estaban cohibidos, sino restringidos. Creían que sabían cómo tenían que ser las relaciones, y puesto que más o menos estaban de acuerdo en sus visión, no la cuestionaban. Así que me tocó el trabajito.

Hablamos de su relación, que era bastante tradicional: él era el principal soporte económico del hogar, mientras que ella trabajaba a tiempo parcial como enfermera, se encargaba de cuidar a su hijo y de la casa. Hablamos de asuntos como el poder, la autonomía y los desacuerdos. Y también de su opinión de su Iglesia. McCoy no estaba tan involucrado; Crystal iba a la iglesia casi todas las semanas, aunque dijo que los asuntos como el control de la natalidad y los temas relativos al sexo eran temas «personales» que se guardaban para ellos.

Tomé nota de esta actitud de independencia, porque supuse que nos sería útil más adelante.

Fue interesante hablar del mundo sexual con ellos. A medida que hablábamos de diversos asuntos prácticos, se turnaban en su negativa a cambiar. McCoy, por ejemplo, no soportaba usar lubricante durante el acto; creía que no deberían «necesitarlo», lo que daba por hecho que Crystal tenía problemas con la excitación. Ella creía que el sexo debía incluir el coito, que los «hombres realmente lo necesitaban».

A él no le gustaba la idea del sexo oral; decía que era eso lo que hacían las prostitutas para complacer a los hombres, y que un «hombre de verdad» no le haría sexo oral a una mujer. Ella no quería programar la actividad sexual, porque creía que debía suceder «espontáneamente», que de lo contrario «era demasiado mecánico, no era romántico». Y ella sólo quería practicar la denominada postura del misionero, porque algunas de las otras no eran para una «dama», y otras «ponían demasiada atención en el trasero o en los pechos, que no eran precisamente perfectos».

Si pretenderlo, estaban colaborando hábilmente en su estancamiento. Sus ideas sobre la sexualidad limitaban la posibilidad de conseguir intimidad sexual. Se esforzaban tanto en hacer bien el coito y en que fuera un éxito que no podían relajarse y disfrutar el uno del otro en la cama.

—Bueno, esto es una buena noticia —les dije alegremente—. Tenéis un montón de razones por las que las relaciones no son como queréis que sean. Tenéis un montón de cosas que cambiar.

Les expliqué que esos criterios, interpretaciones, etiquetas y demás interferían en su intimidad, que es lo que ellos decían que querían.

—Unir dos cuerpos desnudos para tener relaciones sexuales no es tan difícil —les dije—. Unirlos cuando tienen ganas de divertirse, o conseguir tener ganas de divertiros cuando unís vuestros cuerpos, es algo más complicado.

»Me habéis dicho que queréis más intimidad, eso es fabuloso. Pero ¿cómo exactamente pretendéis crearla? No se trata de posturas especiales, de juguetes o de trucos. Se trata de estar conectados y de mantener íntimamente esa conexión mientras hacéis el amor.

Les ayudé a ver que se estaban evitando el uno al otro cuando hacían el amor, que en realidad no confiaban en que su pareja les fuera a aceptar y querían tener una experiencia íntima sin actuar de una forma íntima. No querían admitirlo porque temían que eso significara que no se amaban; pero les aseguré que no «significaba» eso.

El coito no es «íntimo» por la mera razón de que es coito; sois vosotros los que tenéis que hacerlo íntimo. A veces las personas no se dan cuenta de que son ellas las que han de hacerlo; a veces no se dan cuenta de que no lo hacen. A veces piensan que es responsabilidad de su pareja, ya sea por cuestión de sexo, porque tiene más experiencia, por tradición o por vergüenza.

Esta pareja pensaba que estaba haciendo algo mal porque no sentían la «intimidad» durante sus relaciones sexuales.

—Por supuesto que no la sentís —les dije sonriendo—. No os estáis relajando ni preparando vuestra sexualidad como, por ejemplo, cuando preparáis un picnic con vuestro hijo. ¿Por qué no os ponéis nerviosos cuando hacéis esto último?

—Porque sabemos lo que hemos de hacer —respondió McCoy.

—Creo que sí lo sabéis, pero no creo que ésa sea la razón por la que estáis relajados. Más bien creo que es porque no os preocupáis por hacerlo bien, porque no estáis tratando de seguir ningún guión, y no os preocupa que si las cosas salen de otra manera se produzca un gran problema. —Ambos asintieron con la cabeza—. Ahora, trasladad esa misma actitud al sexo, y creo que os podréis relajar y sentir mayor intimidad.

Esto es lo que sucedió en tan sólo cinco sesiones. McCoy y Crystal empezaron a ver lo que estaban haciendo, dejaron de hacerlo con tanta frecuencia y empezaron a hablar más sobre cómo alimentaban sus propios problemas. Les sugerí unas cuantas cosas y que dejaran de hacer terapia conmigo (aunque me gustaba trabajar con ellos). Añadieron algunas cosas a su rutina sexual: más besos, más sexo oral, dos posturas nuevas. Todavía se resistían a lo que consideraban que era mi «ataque personal contra el coito», y a McCoy todavía le ponía nervioso que Crystal llegara con más facilidad al orgasmo con un vibrador que con él.

Pero al final, desmitificamos la sexualidad. Fue más real para ellos; era algo que tenían que adaptar y manejar, no simplemente esperar a que sucediera, con la esperanza de que fuera una experiencia íntima, y aceptar pasivamente lo que conseguían de ella.

El modelo de la Inteligencia Sexual que hemos estado explorando juntos es un concepto de la sexualidad que hace imposible que «fracases» porque no buscas el «éxito». Si no te comparas con algún modelo de «normalidad», sólo te quedan dos modelos: «¿Cómo me gusta?» y «¿Disfruta conmigo mi pareja?». Puesto que no has de triunfar en nada, no has de esperar a que haya terminado la relación sexual para opinar cómo ha sido. Por el contrario, puedes disfrutar de cada momento de ella, puesto que ya sabes cómo termina el acto sexual: termina con que todo está bien. Quizá no haya sido perfecto, pero habrá estado bien.

Con esta visión de la sexualidad, nada puede ir mal porque no hay ni «bueno» ni «malo». Pérdida de erecciones, orgasmos rápidos, vaginas secas: todo ello no son más que características del coito, no una interrupción o un fracaso. En el mundo del erotismo, no existe una jerarquía cultural que afirme que ciertos tipos de sexualidad son mejores que otros; por lo tanto, cualesquiera que sean las actividades (consensuadas) de las personas, serán correctas. Esas viejas jerarquías (el coito es mejor que el sexo oral, el sexo oral es mejor que un trabajo manual, los dedos de los pies no son eróticos, etc.) son para los contables, no para los amantes. Salvo que quieras concebir, son totalmente arbitrarias y es mejor pasar de ellas.

En última instancia, la visión de la Inteligencia Sexual es que seas tú quien controla tu propia sexualidad, en vez de estar a su servicio; terminas siendo libre para crear (y disfrutar) del sexo, en lugar de ser esclavo del cumplimiento de un modelo cultural de corrección sexual. Y eso es mejor que cualquier orgasmo.

En el capítulo 1 prometí que adoptaríamos y crearíamos una visión de la sexualidad donde los errores no tuvieran cabida y prácticamente nada pudiera ir mal.

Espero que lo hayas estado haciendo conmigo, a medida que hemos ido hablando de las ideas y estrategias prácticas, como:

- Perseguir lo que dices que quieres de las relaciones sexuales.
- Cambiar tu actitud de estar pendiente de tu actuación, para que la sexualidad sea una forma de relajarte en lugar de una oportunidad para triunfar (o fracasar).
- Abandonar la idea de si tú o tu pareja sois normales sexualmente.
- La importancia de hablar sobre temas sexuales; y sobre cómo hacerlo bien.
- Fisiología sexual realista: aceptar que la excitación puede fluctuar, la respuesta sexual a veces cambia con la edad, y las emociones afectan a la respuesta de tu cuerpo antes y durante el coito.
- La importancia de sintonizar los cuerpos antes y durante la relación sexual, y la importancia de ir más despacio para conseguirlo.
- El error de identificar ciertas partes del cuerpo como «zonas erógenas».
- La importancia de prepararse para el hecho de que la actividad sexual puede cambiar a medida que pasan los años, y reconciliarse con ese cambio, para que puedas seguir disfrutando de esa actividad.
- La importancia de concentrarte en gozar sexualmente en lugar de hacerlo en la función sexual.

De hecho, recordemos que, en todo lo que hemos hablado, la «función» sexual —erección, lubricación, orgasmo— es un medio para crear la experiencia que deseas, más que un fin en sí misma.

Recordarás que empecé este libro preguntando qué es lo que la gente quería del sexo. La mayoría de los adultos —probablemente, incluido tú— hacen hincapié en conseguir algún grado de confianza o intimidad. Aquí tienes algunas de las preguntas que les hago a mis pacientes para que reflexionen sobre este tema.

- Si la intimidad es tan importante en el sexo, ¿por qué no hablas de ella con tu pareja? ¿O por qué aguantas el silencio de tu pareja al respecto?
- Si la sexualidad se basa, al menos en parte, en la intimidad, y no te comunicas o no puedes hacerlo, ¿cómo pretendes crear una intimidad que fomente gozar del sexo?
- ¿Cómo esperas hablar del mundo del sexo si no tienes el vocabulario que necesitas?
- ¿Cómo esperas que la actividad sexual sea una experiencia íntima o cercana si te ocultas emocionalmente cuando la haces?

Aunque las planteo con la mayor sutileza posible, mis pacientes intentan zafarse de responder cuando se las hago, y si tú estás haciendo lo mismo en estos momentos, aunque sólo sea un poco, te entiendo. No obstante, si la intimidad y la confianza son un aspecto del sexo importante para ti, tendrás que actuar de manera que se fomenten esas cualidades. He estado hablando de las formas prácticas de conseguirlo; a continuación tienes algunas ideas prácticas más para crear esa confianza durante el acto sexual, haciendo que éste sea algo en lo que no puedes fracasar. Ésa es la meta última de la Inteligencia Sexual.

No inicies una relación sexual antes de que te sientas cómodo o estés preparado

Aunque no es necesario ser muy cariñoso antes de hacer el amor, no es una buena idea intentar realizar el acto si no estás conectado con tu pareja o si te has enfadado con ella, *por muy* caliente que estés. En tales situaciones, las personas han de hacer algo para salvar las distancias que las separan y sentir que entre ellas existe una conexión. Si no lo hacen, en el mejor de los casos les parecerá que en el coito no hay conexión. En el peor, sus cuerpos no cooperarán y todo el acto será repugnante.

Pero, incluso ante circunstancias amables y acogedoras, las personas necesitan hacer la transición del no sexo al sexo. Algunas parejas tienen rituales, como tomar un baño juntas o picar algunos de sus alimentos favoritos. Otras parejas se sientan juntas y se relajan, para dejar a un lado todo lo que han estado haciendo durante el día. Esta transición no es una pérdida de tiempo; para muchas personas, es la mejor forma de predecir si van a disfrutar de la relación sexual que van a tener.

Los «juegos previos» es el nombre que muchas personas le dan a la transición del no-sexo al sexo (tanto si la relación sexual incluye coito como si no). Puede tratarse de besar, acariciar, quizá jugar con los genitales. Si no te apetece hacer estas cosas eróticas en alguna ocasión, considera dos opciones más: haz alguna otra cosa sensual que te guste (como lavarle el pelo o lamerle los dedos de los pies), o quizá no hagas el amor en esos momentos.

Para muchas personas, cuanto más tiempo ha transcurrido desde la última relación sexual, más incómodas se sienten antes de empezar. Esto hace que la transición —palabras, gestos, tacto— sea todavía más importante.

Limpiar el proceso de iniciar

En los primeros meses de muchas relaciones sexuales, nadie «inicia» la actividad sexual; sencillamente «sucede», pues las parejas hacen el amor siempre que las circunstancias se lo permiten. Al cabo de unos años eso va desapareciendo gradualmente; entonces ha de ser alguien el que empiece el juego cada vez, que culminará en una de estas dos opciones: (a) las dos personas tendrán una relación sexual, o (b) una de ellas rechazará la invitación.

Muchas personas complican este proceso al darle demasiado sentido a ese juego. Algunas personas reaccionan a una invitación pensando: «No te das cuenta de todo lo que trabajo y de lo cansado que estoy».

Otras creen que si su pareja no da el primer paso en los momentos en que ambos pueden significa que ésta siente «No te quiero» o «No te encuentro atractiva». Otras piensan que simplemente no pueden decir «no» y responden a la invitación con una excusa. Y otras aprovechan la invitación de su pareja para reavivar una disputa: «¿Después de lo que le dijiste ayer a mi madre esperas que ahora hagamos el amor? Olvídalo».

Mis pacientes tienen ideas interesantes respecto a dar el primer paso para hacer el amor:

- «Nunca doy el primer paso. Cuando quiero que él dé el primer paso, simplemente me pongo mi camisón especial, y así sabe que esa noche diré que sí. De modo que siempre es él quien comienza.»
- «Sé que cuando le sugiero hacer el amor él se siente presionado, por lo tanto no suelo hacerlo. Pero cuando vamos a la cama, si me deja que le dé besos y no se aparta, supongo que dirá que sí.»
- «No soporto que me diga: "¿Qué te parece esta noche?". Le digo: "La forma de hacerme saber que estás interesado en tener relaciones es ducharte y afeitarte antes de acostarte".»
- «Me da miedo darle a mi esposa un beso de buenas noches, porque puede interpretar que quiero tener relaciones. Luego, ella se queja de que nunca la beso.»

La parte más dura de todo esto para algunas parejas es cuando uno de los dos sugiere tener relaciones y el otro prefiere rechazar la oferta. Todas las parejas han de tener una fórmula para cuando uno de los dos prefiere decir «no, gracias» sin despertar en el otro sentimientos que vayan más allá de una leve decepción. Por desgracia, para muchas parejas una negativa va seguida de una discusión, o simplemente la otra parte se desentiende totalmente.

¿Qué podemos hacer entonces cuando él o ella ha dicho que no?

A mis pacientes les digo que la secuencia de acontecimientos que ellos dan por sentada no deja de sorprenderme: «Vamos a aclarar esto.

Querías hacer el amor con él. Querías generar un sentimiento de proximidad y placer para ambos. Querías veinte minutos de sentirte especial. Y cuando te ha dicho "no, gracias", te has dado la vuelta y te has negado a abrazarle/a, a hablarle, incluso a mirarle/a».

«Es de lo más normal», me dicen muchas veces. *No, no lo es.* Es la decisión que tú has tomado. Una decisión que *no* favorece tu relación ni tus probabilidades de tener una relación sexual agradable en el futuro. Y, desde luego, no te ayuda a sentirte bien.

Muchos pacientes se enfrentan a lo que perciben como un rechazo. «¿Te gustaría que te rechazaran? A nadie le gustaría», responden lastimosamente.

«Ella no te está rechazando, está rechazando hacer el amor contigo», les he dicho a muchos de mis pacientes. Cuando me presionan, les digo: «Ella no te ha dicho que te marcharas, ni que le dabas asco, ni que no quisiera volver a hacer el amor contigo. Sólo se ha negado a hacerlo en un momento dado». Por otra parte, también animo a las personas que dicen «No, gracias» a que se acerquen a su pareja y la abracen o la acaricien, y recuerdo al que ha dado el primer paso que eso *no* supone una invitación a hacer el amor.

Del mismo modo que la pregunta «¿Quieres salir esta noche?» tiene muchas respuestas además de «sí» o «no» («Sí, si volvemos pronto a casa», «No, si tú quieres beber», «Sólo si puedo hacer la siesta esta tarde», «Por favor, vuelve a preguntármelo cuando regrese del gimnasio»), la pregunta «¿Te gustaría hacer el amor?» también tiene muchas respuestas además de «sí» o «no». Por ejemplo:

- «Estoy un poco cansado/a, pero no me importa hacerlo si tú haces todo el trabajo.»
- «Por supuesto, si no te importa que yo no acabe.»
- «Bueno, si esperamos a mañana, tendré mucha más energía.»
- «Todavía tengo esa afta en el labio, pero si puedes disfrutar de la relación sin que te bese, no hay problema.»
- «Es un poco tarde, ¿te importa que hagamos una versión abreviada?»

- «No me importaría, pero me preocupa esa fecha límite que he de cumplir en el trabajo y no me voy a concentrar al cien por cien. ¿Quieres hacerlo de todos modos?»

Al final, quedar para hacer el amor es inevitable en una casa donde hay niños u otros adultos. Concertar esa cita no te obliga a mantener la relación sexual; al fin y al cabo, cuando llegue el momento puede que tengas dolor de cabeza o estés de malhumor por haber estado cuidando a tu perro enfermo durante todo el día. Mejor conciertas una cita para estar *disponible* para tener relaciones. Los dos acordáis despejar vuestras agendas para un momento en concreto; entonces, si los dos estáis de humor, podéis hacer el amor. Esto evita la queja que escucho tan a menudo: «No me eches la culpa de que no hacemos el amor: el martes pasado yo estaba disponible, pero tú te pasaste la noche respondiendo *e-mails*».

Sí, algunas personas encuentran tan desagradable la idea de planificar las relaciones que prefieren pasar de ellas, y luego se quejan.

Según parece, algunas personas piensan que sólo hay una forma correcta de dar el primer paso, y una pareja que no la utiliza o comete una falta de respeto, o es que no tiene educación.

«Iniciar» simplemente pone en marcha la maquinaria para la transición entre hacer o no hacer al amor. Las parejas han de acordar cómo va a ser esto para no pasarse la vida discutiendo sobre quién da el primer paso, sobre si algo no es romántico, o cuándo es el mejor momento para pedirlo, en vez de tener relaciones sin más. De hecho, cuando las parejas no pueden llegar a un consenso sobre este tema, supongo que la razón es que hay otros temas pendientes de los que no han hablado. Nunca he oído decir que una pareja no pudiera llegar a ponerse de acuerdo sobre a dónde ir a cenar, ¿no es cierto?

Tómate tu tiempo, busca tiempo

Cuando calculas cuánto tiempo necesitas para cruzar el país para visitar a tu tía Minnie en su mansión (o en Graceland, o en la cárcel, o en el camping de caravanas, o en el circuito internacional de Daytona: no sé cuál es su última residencia), sabes que tendrás que incluir el transporte al aeropuerto, dar vueltas por ahí después de que te hayan cacheado y llegar desde el aeropuerto a tu destino final.

Asimismo, el tiempo que necesitas para el acto sexual ha de incluir despejar tu mente (de los asuntos del mundo real y de los asuntos de tu relación) y preparar tu cuerpo (ir al baño, cepillarte los dientes, sacarte las lentillas). Ya sabes lo que se siente cuando llegas tarde al aeropuerto. No arrastres esas emociones negativas a tu experiencia sexual.

No seas injusto con hacer el amor, tómate el tiempo necesario para hacerlo bien. Si quieres relaciones, pero no tienes tiempo, disfruta de un momento de besar o acariciar. Haz el amor más tarde o mañana, o quién sabe cuándo.

Concentra tu concentración

Es difícil *no* concentrarse en algo: no pienses en una zanahoria. No pienses en una zanahoria. No pienses en una zanahoria.

Es mucho más fácil concentrarse *en* algo: piensa en una berenjena, de color morado y brillante, con el tallo curvado en la punta con esos surcos, y en esa hoja chata del mismo color que tiene en la base, y si la abres no es del todo blanca, es más bien de color beige, y puedes ver esas semillitas marrones.

No te dediques a *no pensar* en la zanahoria, *piensa* en la berenjena.

Cuando se trate del mundo del sexo, no te digas: «No te pongas nervioso/a», «No pienses en el éxito (o en el fracaso)», «No pienses en actrices porno». Elige en qué quieres concentrarte: en el cuerpo de tu pareja, en su cara o en su piel; en qué sientes por él/ella; en qué te parece su mano, su boca, su pelo, sus pechos o su peso.

Igualmente, puedes concentrarte en tu gran barriga, o en tu clítoris. Puedes concentrarte en tu creencia de que tienes el pene demasiado pequeño, o puedes besar y acariciarle el pelo a tu pareja. Puedes pensar en la última vez que hiciste el amor y te sentiste mal, o mirar a tu pareja y decirle: «Me alegro de que estemos haciendo esto». Puedes —y debes— concentrarte en aquello que deseas conseguir cuando tienes relaciones. Salvo que estés batallando contra los insistentes e insidiosos pensamientos derivados de algún trauma, puedes concentrarte en lo que sea que te dé placer cuando haces el amor.

Muchas personas no lo hacen. Por el contrario, se concentran en cosas desagradables —como criticar sus propios cuerpos—, y luego les cuesta relajarse durante la relación sexual. Eso es como pensar en todas las cosas horribles que les ponen a las salchichas cuando te comes un perrito caliente, y luego extrañarte o culpar al perrito caliente.

Podemos echar a perder *cualquier* experiencia, como ir de excursión, comer, ver una película o jugar con nuestros hijos. Si piensas con frecuencia: «¿Cómo voy a disfrutar de la relación sexual sabiendo que estoy gordo/a (o arrugado/a, o lo que sea)?», has de recurrir a la Inteligencia Sexual. No disfrutamos del mundo del sexo por ser perfectos (o porque sea el momento perfecto o porque nuestra pareja sea perfecta), sino a pesar de las muchas imperfecciones que se presentan en cada situación sexual. Gozar del sexo no es para las personas perfectas, es para todo el mundo.

No pienses en una zanahoria, ni pienses en *no* pensar en una zanahoria. Piensa en una berenjena. O en un tomate. O en cualquier otro tipo de experiencia sexual que desees tener.

¿Tren directo de largo recorrido o cercanías?

La actividad sexual no es un tren directo de largo recorrido, donde te subes y no puedes bajar hasta el final. Eso haría que las personas se lo pensaran dos veces antes de subir.

No, la actividad sexual es un cercanías. Empiezas, observas cómo te sientes. Si te gusta, sigues; si no, cambias o paras. Te cansas, descansas (se lo dices a tu pareja, por supuesto). Tienes que ir al cuarto de baño, vas (también se lo dices a tu pareja). Te da un calambre, se te tuerce la muñeca, o te empieza a doler la mandíbula, cambias lo que estás haciendo. Se secan las cosas, usas lubricante o bebes agua (según qué extremo se esté secando).

Iniciar un encuentro sexual no es un compromiso que se ha de continuar hasta el «final». Es el compromiso de ser amable, de estar abierto a lo que sucede y de comunicarse. Esta perspectiva te puede ayudar a iniciar la relación con más frecuencia. Por supuesto, también requiere que tu pareja y tú podáis hablar sobre vuestra experiencia en ese momento.

Hablar mientras haces el amor

Manteneos al corriente de vuestras experiencias. Si no estás seguro de que tu pareja está presente emocionalmente en un momento dado, pregúntale. ¿Cómo? «Cariño (uf, puf), ¿cómo estás?» Y recuerda que el contacto visual es básico para «hablar» cuando se hace el amor.

Si tu pareja y tú hablasteis de sexo la semana anterior o hace un par de semanas, tendréis algo que comentar durante el acto sexual. Por ejemplo, si le has dicho que estabas interesado en el Juego del Pirata o que no querías volver a probar lo de vendarte los ojos, puedes hacer referencia a eso durante (o después de) el coito.

Tal como hemos visto en el capítulo 8, recuerda hablar también de sexo *fuera* de la cama.

Sorpresa no equivale a decepción. Decepción no equivale a fracaso.

Por otra parte, es divertido planificar la aventura sexual que vas a tener: cómo vas a tocar a tu pareja, cómo quieres que te bese, el entusiasmo que sentirá tu pareja, el gran orgasmo que vas a tener, etc. Incluso es más divertido hablar de ello con tu pareja con antelación («Esta noche te voy a acariciar muuuuuuy despacio...», «El sábado te voy a lamer hasta que termines por todo lo alto...»).

Dicho esto, es importante no apegarse demasiado a una versión específica de la actividad sexual en un momento concreto, porque puede que no se produzca exactamente de esa forma.

Como ejemplo, supongamos que te apetece mucho comer pollo kun pao. Dices: «Vamos a un restaurante chino esta noche; bueno, vamos a ir un poco más lejos para comer el fabuloso pollo kun pao». Tu pareja está de acuerdo. Pasas por delante del camping de caravanas, de la herboristería y del Museo de Liberace, y al final llegas al restaurante chino de Luigi.

Te sientas, se te hace la boca agua pensando en el pollo kun pao, ¿y qué te dice la camarera con el delantal un poco sucio? «Por cierto, esta noche no hay pollo kun pao. No nos queda chile.» Te decepcionas, por supuesto. Tu boca estaba totalmente a punto para el pollo kun pao. Ahora has de decidir entre disfrutar de la velada, arruinarla o buscar una solución intermedia.

Observa que es tu decisión, no la del restaurante.

Puedes marcharte, enfurruñarte e irte a tu casa. Puedes ir a otra parte, pero ya se está haciendo tarde y el lugar más próximo está a media hora de camino; además, nadie hace el pollo kun pao como Luigi. Así que puedes quedarte y pedir cualquier otra cosa que no sea el kun pao, ponerle pegas y quedarte de mal humor.

O puedes cenar de maravilla. ¿Era el picante lo que te apetecía? Puedes pedir otra cosa con pimienta negra. ¿Era comer pollo lo que querías? Hay muchos platos de pollo en la carta. ¿Era por los cacahuetes? Pide otra cosa y di que le pongan cacahuetes (nota: no es recomendable para la sopa de wonton). Si te apetece, mira a tu pareja y pídele un momento de comprensión por tu tan anhelada fantasía sobre el kun pao. Luego come antes de que se te enfríe.

Piensa en las relaciones sexuales del mismo modo: puedes empezar con tus preferencias, pero has de ser flexible porque nunca sabes cómo puede desarrollarse una situación. Uno de los dos puede que no consiga la erección; puede que uno de los dos no esté de humor para jugar a Star Trek, uno de los dos puede que no tenga tantas ganas de dedicar tiempo o energía a la actividad sexual; a uno de los dos puede darle un calambre en el pie, y tu pareja te morderá o no te morderá exactamente donde, cuando y como tú quieres.

Por suerte, hay más formas de disfrutar del sexo que esa con la que has estado soñando. Y por fortuna también habrá una próxima vez.

Pon al orgasmo en el lugar que le corresponde

Quizás hayas observado que no he hablado casi nada del orgasmo. Eso se debe a que, cuando las relaciones son satisfactorias y no son complicadas, el orgasmo es sólo una pequeña parte de ellas. Sólo cuando resulta problemático (cuando no puedes conseguirlo, o sientes dolor durante el coito, o te da vergüenza, o te sientes culpable porque tú sí que lo has tenido), se convierte en un aspecto importante de la actividad sexual.

El sexo nos ofrece muchas cosas, incluida la oportunidad de estar cerca de alguien; de hacerle regalos; de sentirnos dignos, deseados y atractivos; de descubrirnos y expresarnos; de sentirnos especiales y que nos conozcan; de disfrutar de nuestro cuerpo; de jugar a juegos de poder, y de violar tabúes sin sufrir penalizaciones.

Si pensamos en esos beneficios potenciales, veremos el orgasmo desde otra perspectiva: como un beneficio más, y bastante breve, por cierto.

Y aunque el orgasmo pueda ser un momento maravilloso y liberador de fusión con el sol, la luna y las estrellas (o Narnia, Hogwarts y la Tierra Media, si lo prefieres), también puede ser agridulce. Muchas personas tienen orgasmos, pero apenas los notan porque están preocupadas por muchas otras cosas, como, por ejemplo, cuánto ha durado. Para otras, el orgasmo es una forma de saber que todo va bien (lo suyo, lo de su pareja o lo de ambos), por lo tanto es algo que *tienen*, no algo que *sienten*. Y cuando el coito no conlleva demasiada conexión emocional, el orgasmo puede ser una experiencia solitaria.

Si piensas que el orgasmo es la mejor parte de la actividad sexual, te estás perdiendo muchas cosas. Y si el orgasmo es la única parte de esa actividad con la que gozas, supongo que todo lo demás del sexo te resultará bastante decepcionante.

¿Cómo podemos hacer que la actividad sexual sea una experiencia en la que no podamos fracasar? Haciendo que el mundo del sexo sea más propio de adultos: estar sobrios, crear un entorno más apropiado, asegurarnos de que tenemos las condiciones básicas, aceptarnos a nosotros mismos para que nuestra autoestima no suponga un obstáculo, y disfrutar de lo que conseguimos. Decepciónate —y sólo decepciónate— cuando sea apropiado.

O como dice Ashleigh Brilliant: «Asegúrate de dar en el blanco: primero chuta, y luego llama blanco a dondequiera que hayas dado».

Apéndice 1

Para terapeutas de parejas, psicólogos y médicos

Como el médico de cabecera de Lirio acababa de jubilarse, la revisión anual era con una persona nueva, un médico que le habían recomendado mucho. Durante el examen, el doctor observó unos morados en los muslos y las nalgas de Lirio. Sintió curiosidad y le preguntó sobre ellos.

—Ah, a mi novio y a mí nos gusta jugar duro —sonrió Lirio.

El médico emitió un «Mmm» y prosiguió con su examen. Cuando le revisó la próstata (introducción por el recto de un dedo enfundado en un guante lubricado durante dos segundos), notó que le dolía un poco, y Lirio hizo una mueca.

—Vaya con cuidado —le dijo—. Hemos jugado esta noche pasada.

Lirio no era un paciente habitual: hablaba de actividades sexuales con su médico. No le daba vergüenza; de hecho, se sentía un poco mal por el médico, porque era evidente que éste se sentía incómodo. No obstante, Lirio estaba acostumbrado, pues daba clases de sadomasoquismo y estaba habituado a las diferentes reacciones al respecto.

El doctor estaba preocupado.

—¿Con cuánta dureza le trata su pareja? —le preguntó.

Lirio le explicó la relación totalmente consentida de dominación-sumisión que tenía en la cama con su novio Juan. Ésta incluía algo de *spanking* [latigazos en el culo], *whipping* [paliza] y penetración anal. En todo esto tanto su pareja como él «jugaban» a que Lirio estaba indefenso y obligado a «someterse». Digo «jugaban» porque Lirio y su compañero habían especificado los detalles de su juego a lo largo del tiempo gracias a una serie de conversaciones. Juan sabía exactamente lo que le gustaba a su pareja, cuáles eran sus límites y cómo evaluar el efecto de su juego. Lirio no dudaba en pedir lo que le gustaba ni en decir si estaba llegando al límite.

Hasta aquí, todo bien.

Salvo porque el médico le explicó que parecía ser víctima de abusos domésticos.

—Tengo que informar de esto —le dijo el sanitario.

Lirio pensó que estaba de broma, pero no era así. Para intentar disuadir al médico, le ofreció que llamara a su novio Juan para que corroborara lo que le estaba diciendo, pero el hombre no tenía la menor intención de hacerlo.

Entonces Lirio le describió la teoría y la práctica del sadomasoquismo. El médico, que tenía a otros dos pacientes esperando, se empezó a impacientar.

—No puedo arriesgar el bienestar de mi familia poniendo en juego mi título —le dijo el doctor.

Era surrealista; Lirio estaba aterrorizado. Y sólo tenía uno o dos minutos para convencer al bienintencionado pero inocente doctor.

De pronto, tuvo una idea. Una de las enfermeras parecía algo más liberal: esmalte negro en las uñas, una pulsera de cuero negro con púas, tatuajes, varios pendientes en cada oreja. Rápidamente se dirigió a ella y le pidió que intercediera con el médico en su nombre. Era humillante tener que apelar a esa desconocida, que podría sentirse ofendida por su desesperada suposición, para que interviniera con su propio médico, sintiéndose como un delincuente que tenía que justificar pruebas para evitar un desastre.

La enfermera resultó ser comprensiva (y estar algo familiarizada con el tema del sadomasoquismo) e inmediatamente entendió la importancia de lo que Lirio le estaba diciendo. Habló con el médico, que a regañadientes dejó de lado todo este asunto. En un intento de ser profesional, le dijo a Lirio:

—Quizá yo no sea el médico adecuado para usted.

—Totalmente de acuerdo —dijo el paciente asombrado y aliviado.

La historia de Lirio no es una excepción. De hecho, los datos indican que la mayoría de los pacientes que tienen estilos de vida sexual alternativos no facilitan toda la información a sus médicos que sería necesaria para recibir una buena atención sanitaria. El caso de Lirio demuestra por qué. Pero ahora retrocedamos un poco, ya regresaremos más tarde a pacientes como Lirio. Primero hablaremos de ti y de mí.

La mayor parte de los profesionales de la medicina recibimos poca o ninguna formación en temas de sexualidad (por ejemplo, los trabajadores sociales de California sólo están obligados a asistir a un seminario de diez horas). La formación que obtenemos suele estar orientada a las patologías: abusos sexuales, «adicción al sexo», violencia sexual, índices de VIH, embarazos no deseados, turismo sexual y tráfico de personas. Rara vez se menciona el placer, el clítoris o una saludable poligamia.

Y rara vez se menciona la enorme gama de conductas sexuales, salvo que sea en el contexto de la patología («se conocen una extensa variedad de fetiches y parafilias»). Puedes conseguir tu título de medicina, de asesoramiento matrimonial, de enfermería o de trabajo social sin tan siquiera haber oído hablar de un vibrador, y mucho menos haberlo visto.

Esto no es bueno para nosotros, ni personal ni profesionalmente. Y tampoco lo es para nuestros pacientes.

Pero refleja cómo aprenden la sexualidad la mayoría de nuestros pacientes: el tema suele ser peligroso y temido, con rumores de placer orgiástico de por medio (por supuesto, sin demasiadas instrucciones sobre cómo conseguirlo).

Ya hemos visto que la visión de la Inteligencia Sexual es justo lo contrario de lo que aprenden y experimentan la mayoría de los pacientes. De muchas formas, también es lo opuesto a lo que aprendemos los profesionales en nuestra formación. En este apéndice examino (y critico) las respuestas habituales a los pacientes que plantean temas sexuales, e indico cómo una visión con Inteligencia Sexual puede sernos más útil.

Y si de paso podemos crecer al tratar a nuestros pacientes de una forma más compleja, más humana, también será positivo. Todo el mundo se beneficia cuando un profesional adquiere un poco de Inteligencia Sexual.

Darnos cuenta de nuestras suposiciones para poder corregirlas

La mayoría de los psicólogos y médicos viven en la misma cultura que sus pacientes: ven los mismos programas de televisión, usan los mismos *smartphones*, incluso van a la misma iglesia o gimnasio.

Muchos de los problemas sexuales (y de relaciones) de nuestros pacientes son la consecuencia directa de sus suposiciones sobre los hombres, las mujeres, el sexo, el amor, la intimidad, el deseo y el cuerpo. Los pacientes suelen tener algunas creencias conflictivas como: que las mujeres han de llegar al orgasmo durante el coito; que las erecciones deben producirse cuando uno quiere sin tener en cuenta cómo te sientes; que el deseo es el resultado natural del amor; que los heterosexuales no tienen (o no deberían tener) fantasías con personas del mismo sexo; y que la actividad sexual debería ser natural y espontánea. Creencias de este tipo fomentan muchas de las dificultades sexuales más comunes.

Por lo tanto, *una parte muy importante para que un tratamiento dé resultado es ayudar a los pacientes a reconocer sus suposiciones*, hablar de sus indeseadas consecuencias y explorar creencias alternativas.

Sin embargo, si no somos capaces de ver las suposiciones de nuestros pacientes, es evidente que no se las podemos señalar. Y si las compartimos, nos será casi imposible reconocerlas en un paciente. ¿Te has dado cuenta alguna vez de que alguien cercano a ti cree en la ley de la gravedad? ¿No? ¿Te has dado cuenta alguna vez de que la gente cree que la lluvia moja? ¿No? ¿Te has fijado alguna vez si otras personas toman sopa con un cuchillo? ¿No? Cuando vivimos como lo hacen los demás, es muy difícil darse cuenta de lo que hacen. Como dice el refrán, el pez no se da cuenta de que vive en el agua.

Así que si nosotros como terapeutas y profesionales de la salud creemos que actividad sexual equivale a coito, no nos daremos cuenta de cuando nuestros pacientes piensan lo mismo. Si creemos que no es sexy o romántico utilizar lubricantes y preservativos, o fijar fecha o momento para hacer el amor, no nos daremos cuenta de que a nuestros pacientes les sucede lo mismo. Si crees que decirle a tu pareja lo que te gusta que te haga en la cama es ser dominante, no nos daremos cuenta cuando tengamos pacientes con la misma actitud. Nos será imposible diagnosticar lo que no percibimos o inducir a cambiar tales creencias por considerarlas el origen del problema.

De ahí que sea tan importante que sepamos cuáles son nuestras *propias* suposiciones sexuales. No es necesario que las cambiemos, pero hemos de saber cuáles son, y hemos de saber que no son «correctas», sino simplemente un punto de vista.

Esto desafía no sólo a los valores de los profesionales sanitarios, sino a sus valores y suposiciones *personales*.

Cómo influyen nuestros valores en nuestro trabajo

Como miembros adultos competentes de la cultura estadounidense, todos los terapeutas y médicos tienen sus ideas sobre los distintos aspectos de la sexualidad. ¿Es correcto que las personas casadas se masturben? ¿Cuánta masturbación se considera «excesiva»? ¿Es «normal» la homosexualidad? ¿Es «demasiado pervertido» excitarse con algunos latigazos? Al igual que la variedad sexual, las preguntas son infinitas.

Observemos que no hay respuestas «correctas» o «científicas» a estas preguntas. Se refieren a temas de valores, no a hechos. Todos tenemos un concepto de lo que es «normal», «correcto» y «real» respecto al sexo, aunque no nos demos cuenta. Estas ideas sobre la sexualidad están tan arraigadas en nuestra realidad que pueden resultarnos invisibles, incluso aunque las estamos transmitiendo en nuestra práctica clínica.

Veamos algunos sencillos ejemplos: generalmente, damos por sentado que los pacientes casados son monógamos. Normalmente, suponemos que una mujer que ha tenido un aborto voluntario se siente culpable o hundida. Puede que les preguntemos a los pacientes a qué edad tuvieron la primera «relación sexual», sin especificar si nos estamos refiriendo a tener una pareja, y si es así, si nos referimos al coito (muchas personas practican el sexo oral o anal durante años, antes de practicar el coito). Y puede que nos olvidemos de preguntar si esa relación fue consentida, coercitiva o algo intermedio, gran fallo, dado que un importante número de primeras experiencias sexuales no son totalmente consentidas.

Aquí tenemos ejemplos de temas de valores que influyen en nuestro trabajo: las preguntas que planteamos, nuestras interpretaciones a las respuestas y nuestras sugerencias basadas en esas interpretaciones:

- ¿Qué se considera «normal» en el sexo?
- Desde el punto de vista sexual, ¿qué es un «hombre» y una «mujer»?
- ¿Qué es un deseo «normal»? ¿Qué lo provoca?
- ¿Cuál es la relación entre fantasía, deseo y excitación?
- ¿Puede ser saludable el sexo pervertido? ¿Puede crear intimidad?
- ¿Pueden ser saludables los deseos de dominación o de sumisión?
- ¿Cuál es la relación entre sexo, amor e intimidad?
- ¿Qué sentido tiene la masturbación? ¿Qué papel tiene en una relación?

Observemos que principalmente son nuestras ideas *no-profesionales* sobre estos temas las que modelan nuestro pensamiento y conducta *profesional*: en parte, porque no recibimos una formación específica en sexualidad, pero también porque desarrollamos ideas sobre ella como adultos normales y corrientes que pertenecen a una sociedad. Nunca daríamos un salto profesional semejante en otras áreas en las que no tenemos experiencia —por ejemplo, hacer tejados o reparar coches—, aunque tengamos nuestras opiniones o ideas generales como profanos en la materia. Por desgracia, las profesiones médicas subestiman la verdadera experiencia en sexualidad; y a lo máximo que podemos aspirar es a opiniones profanas «razonables» en un lenguaje más o menos sofisticado.

De este modo intervenimos en los casos basándonos en nuestras ideas al respecto, por ejemplo, sumisión sexual (políticamente incorrecta para las mujeres), exhibicionismo (juvenil, hostil), sexo casual (miedo a la intimidad), pornografía (degradación de la mujer, incluso cuando muestra a mujeres que sienten placer), aventuras amorosas («adicción al sexo») o fantasías con una persona del mismo sexo («homosexualidad latente»). Aunque algunas de estas interpretaciones puedan ser ciertas para algunos pacientes, serían totalmente falsas para otros. Si entras en tu consulta con este tipo de ideas preconcebidas, no podrás percibir la realidad de un gran número de tus pacientes. Tu mundo se reafirmará, pero no el de ellos. Al menos una cuarta parte de mis pacientes son refugiados de esta clase de trato profesional degradante.

Repito, no importa cuáles sean tus respuestas a las preguntas sobre los valores; lo que importa es lo consciente que eres de ellas, que probablemente se basen en tu vida personal y que influyan en tu conducta profesional sin que te des cuenta de ello. Eso es en lo que te has de fijar. Y, luego, todos los profesionales deberían dedicar algún tiempo a identificar sus valores sexuales.

Función sexual frente al placer sexual

Algunos pacientes son muy explícitos cuando describen lo que desean del sexo. Quieren mejorar sus erecciones, lubricar más deprisa, aguantar más o llegar antes al orgasmo, sentir más deseo. O quieren que su pareja cambie de alguna de estas formas. Quieren arreglar la «disfunción» de alguno de los dos.

Ya puestos, un buen terapeuta o médico indagará en la vida de un paciente y seguramente descubrirá la lógica (consciente o inconsciente) que origina estos «síntomas»: traumas, miedo al abandono, inseguridad sobre la propia masculinidad, miedo a la intimidad, es decir, toda la Oprah-cracia del tormento interior al que estamos tan acostumbrados.

Dada la retorcida cultura sexual estadounidense, si buscamos ese tipo de cosas, seguro que las encontraremos. Luego, teóricamente, ayudaremos a nuestros pacientes a resolverlas, se disolverán los bloqueos que trastocan su función sexual, y sus genitales serán rescatados del montón de cenizas de lo que ya es historia. Adiós, «disfunción» sexual.

Otra cosa es que eso sea lo único que podamos hacer por nuestros pacientes.

Yo no aceptaría tan alegremente trabajar con un/una paciente que presenta problemas de erección o vagina indispuesta. Cuando les pregunto a los pacientes por qué son un problema para ellos estos síntomas, sus respuestas suelen ser muy interesantes, como éstas:

- «Tengo miedo de que me abandone mi pareja.»
- «No me siento hombre.»
- «Esto quiere decir que Dios está enfadado conmigo porque me masturbo.»
- «Tengo miedo de ser gay.»
- «Significa que me pasa algo raro.»
- «Me temo que quiere decir que no amo a mi pareja.»
- «No quiero hacerme mayor.»
- «Tengo miedo de que mi pareja me castigue.»
- «¿Cómo voy a encontrar pareja con mi carga emocional?»

A mis pacientes nuevos les digo que eso no son problemas sexuales, sino inseguridad, retos existenciales, problemas con la relación y falta de conocimiento sobre la naturaleza de la intimidad humana. Este tipo de asuntos no se solucionarán curando los síntomas sexuales. Y lo que es más importante, arreglar sus genitales no es la solución para esa sexualidad maravillosa que la gente dice que desea.

Los profesionales han de ayudar a las personas a *disfrutar* más en vez de a *funcionar* mejor.

Para mí la «función» es un medio, no un fin. Memorándum para los profesionales: ¡dejad de concentraros tanto en solucionar los problemas de erección, lubricación y orgasmo de las personas! Empezad a tratar sus verdaderos problemas: su perfeccionismo y consiguiente alejamiento de sus cuerpos, sus expectativas no realistas, su visión reducida de la sexualidad, su ansiedad por la actuación.

Por supuesto, también es cierto que hay problemas fisiológicos que crean síntomas sexuales.

Algunos pacientes necesitan una buena revisión médica: los que tienen la respiración corta (suele ocurrir junto con los problemas de erección) y menstruación copiosa (suele ocurrir cuando el coito resulta doloroso), por citar un par. Procuraremos que todos los pacientes se hayan hecho al menos un análisis de sangre completo en su vida; el hipotiroidismo y los niveles bajos de testosterona o estrógenos pueden causar una extensa gama de molestias. Cuando los pacientes nuevos de edad mediana me dicen que no han ido al médico en seis años, yo les digo que tienen que hacerlo como parte de nuestro tratamiento.

Pero para diagnosticar, empecemos por lo fácil. Recordemos: cuando oigas sonidos de cascos, piensa en caballos, no en cebras.

He tenido docenas de pacientes nuevos que me han dicho que les han recetado un medicamento para la erección sin que les hayan preguntado cuáles eran sus sentimientos respecto a su pareja (muchos de ellos no encontraban atractivas a sus esposas o novias). He visto médicos que trataban infecciones crónicas por levaduras sin averiguar que, aunque la paciente hacía el amor con su marido sólo cada pocos meses, normalmente se acostaba con otro.

Averiguar cosas sobre la vida de nuestros pacientes es un aspecto esencial para tratar sus asuntos sexuales. O más bien, es imprescindible para descubrir qué asuntos sexuales se han de tratar.

Identificar el relato sexual de los pacientes

Tal como hemos visto, el relato sexual es la historia que los pacientes se cuentan a sí mismos (algunos conscientemente, y otros no) sobre quiénes son, qué pueden esperar del sexo y qué significan las distintas experiencias.

Algunas personas tienen relatos sexuales positivos o neutros: soy atractiva, competente, deseable. O soy bastante buena, soy regular, soy más o menos normal. Pero este tipo de personas no suelen venir a nuestras consultas con problemas sexuales.

Por el contrario, vemos pacientes que consideran que tienen alguna tara, que no son adecuados, ni atractivos, que están olvidados de la mano de Dios, que son viejos, o que se sienten culpables; resumiendo, ni se encuentran atractivos, ni creen que puedan aspirar a ser deseados o que los puedan satisfacer en sus necesidades sexuales.

Este relato en sí mismo puede ser crucial para ayudar a los pacientes a cambiar su experiencia sexual. Concentrarse en este relato, en vez de hacerlo en una vagina, en un pene con problemas o en un orgasmo huidizo, suele ser la clave.

Por supuesto, no basta con decir: «¡Crees que tienes un problema, pero no lo tienes!» o «¡Puede que tú no te consideres atractiva, pero yo sí te considero atractiva!» También puedes decirle a una persona deprimida: «¡Que tengas un buen día!» y esperar que con eso se le pase la depresión.

No, nuestro trabajo es más sutil. En primer lugar, hemos de explicar a los pacientes lo que es un relato; luego hemos de describir (reflejar) cuál es su relato; después hemos de ayudarles a investigar de qué forma ese relato está saboteando su satisfacción sexual; y, por último, hemos de ayudarles a reescribir otro relato, en el que se sientan adecuados y merecedores, que se base en la Inteligencia Sexual, en lugar de hacerlo en unos abdominales de tableta de chocolate o en unos pechos perfectos.

No pongamos tanto la cultura como excusa

Estados Unidos es actualmente más consciente de su diversidad que nunca. Durante décadas, los médicos han imaginado inconscientemente al paciente «típico» (blanco, clase media, monógamo, sobrio), pero ahora muestran mucho más sensibilidad por los temas culturales idiosincrásicos que acompañan a cada paciente nuevo. En esta década, la «diversidad» es el tema estrella de la formación tanto clínica como corporativa (lo que equivale al «no seas un cerdo sexista» de hace tres décadas).

Sin embargo, aunque seamos sensibles a la individualidad de las personas y a sus biografías personales, tampoco hemos de olvidarnos de cuáles son nuestras mejores armas ni presuponer las limitaciones de nuestros pacientes. Es cierto que los asiáticos *tienden* a ser más reservados sobre su sexualidad que los caucásicos. Y que los cristianos fundamentalistas *tienden* a suponer que las mujeres se han de someter a los deseos sexuales de sus esposos. Y que los judíos ortodoxos *generalmente* creen que la masturbación es un pecado. Y, y, y...

Pero tampoco queremos convertir a las personas y culturas en estereotipos como lo hacíamos en tercer curso. (Como recordarás: «Holanda: zuecos de madera; India: tigres y elefantes; Rusia: borrachos y hombres impotentes».) Hemos de trazar una delicada línea para tener en cuenta la cultura, sin que por ello dejemos de utilizar lo mejor de nuestro trabajo por pensar que las personas no serán capaces de escuchar o valorar lo que les estamos diciendo.

Especialmente, nos encontramos con esto en la religión. La inflexibilidad es inflexibilidad, sea cual sea su origen. Podemos respetar las creencias de los pacientes *y* hablar de las inevitables consecuencias de ellas. Por ejemplo, si un hombre cree que es pecado tener fantasías con las mujeres que ve por la calle, está bien, pero eso va a complicar mucho la actividad sexual para esa persona, y merece nuestra mejor opinión clínica al respecto. Asimismo, si alguien insiste en que la única forma aceptable de control de la natalidad es la marcha atrás o en que sólo hay unos pocos días al mes en que la mujer está lo bastante limpia como para practicar el coito, está en su derecho de creerlo, pero eso hará que el mundo sexual sea muy complicado para esa persona. Les debemos a nuestros pacientes una información clara.

Aquí, en Silicon Valley, trabajo con muchas personas que nacieron en Asia o cuyos padres nacieron allí. Por lo tanto, de vez en cuando tengo pacientes cuyo matrimonio ha sido concertado. La mitad de estos pacientes conocen a su futuro esposo o esposa desde hace meses o incluso años; la otra mitad, lo han conocido semanas o incluso horas antes del enlace.

Baldev y Gita se educaron los dos en la zona costera de India del Sur. Sus familias los desposaron cuando eran adolescentes y se casaron en su primer año de universidad, prácticamente sin haber estado nunca a solas. Ahora tienen unos 25 años y han tenido problemas sexuales desde que se casaron. Además, ella todavía no se había quedado embarazada, y sus familias los estaban presionando. «No seas como la típica norteamericana —le advirtió su madre— que pospone tener hijos hasta que sólo puede tener uno o dos.»

Como occidental, creo que los matrimonios concertados son algo totalmente ajeno a nuestra cultura, por supuesto. Pero mis pacientes y media docena de viajes por Asia para dar cursos me han enseñado mucho sobre sus ventajas y desventajas. Si Baldev y Gita todavía estuvieran en la India, puede que hubieran consultado con sus hermanos y hermanas, con el clan de los mayores, quizás hasta con un sacerdote o médico de medicina tradicional ayurvédica.

Aquí, en California, me eligieron a mí. ¿Cómo trabajamos con este tipo de personas que se enfrentan a dificultades sexuales?

Tras contarme detalladamente su historia conyugal, los miré y les dije:

—Bueno, como veis no soy indio. —Sonrieron al oír mi pequeño chiste y se relajaron un poco—. Por lo tanto, no soy un experto en matrimonios concertados. Pero sí sé un poco, y vosotros me diréis el resto de cosas que necesito saber.

»Entiendo que vuestras familias estaban implicadas en vuestra relación, incluso antes de que ésta empezara —les dije—. De modo que, en cierto sentido, en este matrimonio sois más de dos. —Asintieron con la cabeza—. Cuando hablamos de sexo, normalmente pensamos en dos personas que están haciendo el amor. Pero en vuestro caso eso sería muy simplista. Vuestras dos familias participaron en los esponsales, en el cortejo, en la boda —dos, tres días, me imagino, ¡vaya acontecimiento!— y en la luna de miel. Están deseando que llegue vuestro primer hijo, así que desde el principio han estado en vuestro dormitorio. No es una crítica —hice hincapié—, sólo una descripción. Por favor, quiero que me contéis lo que ha supuesto esto para vosotros.

Fueron educados, algo tímidos, y me contaron generalidades y eufemismos. Así que aporté algunas palabras para ayudar a la conversación.

—Creo que cualquier hombre tendría problemas de erección si sintiera que le están observando —sugerí—. Y a la mayoría de las mujeres les costaría relajarse y dejarse llevar si se imaginaran que su madre o su padre están en la habitación contigua —proseguí amablemente. Dejé que mis palabras calaran.

—Sí —dijo Baldev en voz baja—, así es como ha sido. ¿Quizá tú también te has sentido así, Gita?

Por supuesto, ella también. Y di un paso más.

—Los dos sois ingenieros, ¿verdad? Bueno, podríamos dejar a unas personas en un laboratorio y decirles que trabajasen juntas en un proyecto. Pero imaginemos que no saben utilizar el equipo, que no tienen experiencia, que no se conocen bien, que tienen una fecha límite. ¡Y que han de trabajar a oscuras! ¿Qué os parece?

Se miraron un poco desconcertados, así que se lo expliqué.

—A vosotros dos os han enviado a un laboratorio: vuestro lecho conyugal. Ninguno de los dos tenía experiencia, no sabíais nada del cuerpo del otro, no os conocíais lo suficiente como para trabajar en equipo y sentíais que teníais que producir un resultado (actividad sexual satisfactoria) en un plazo de tiempo. Y para complicar más las cosas, ¡creíais que teníais que hacerlo a oscuras!

Se les abrieron los ojos cuando la precisión de la descripción les ayudó a captar mi mensaje.

—Y habéis estado actuando bajo esa presión, una semana tras otra, desde entonces. Debe haber supuesto un desgaste tremendo —concluí amablemente.

Gita fue la primera en hablar.

—Creo que te he decepcionado muchas veces —le dijo a Baldev.

—No, no —le respondió él—. Yo no he sido el hombre que... que... —dijo ahogando sus lágrimas—. Todo ha sido culpa mía.

Y ése fue el principio de una serie de sesiones muy productivas, aunque dolorosas. Años de frustración, vergüenza y autocríticas —todo ello sufrido en aislamiento emocional— de pronto tuvieron voz. Era como si descubrieran por primera vez que eran una pareja.

Las expectativas que habían sentido suponían una tremenda carga.

«Pensaba que yo tenía que excitarte, pero no sabía cómo, y sé que mis pechos son muy pequeños.»

«Había oído que había algo ahí abajo que tenía que tocar, ¡pero no podía encontrarlo!»

«He oído que a otras mujeres les encanta... ya sabes, satisfacer oralmente a sus esposos... Yo no sabía cómo empezar y tenía miedo de hacerte daño.»

«Sentía que dependías de mí, y quería hacerlo muy bien, y al final me sentía muy avergonzado.»

Todavía eran jóvenes, a él le importaba ella y a ella le importaba él, eran brillantes y tenían una mente abierta. Así que un poco de información, mucha comunicación y animarles a iniciar su relación sexual partiendo de cero —empezar agarrándose de las manos, besarse y darse un par de palmaditas suaves en las posaderas— dio grandes resultados. Al cabo de unos meses, se despidieron de mí, sintiéndose más seguros eróticamente (de un modo muy dulce y reservado) y dueños de sus propias vidas como nunca hubieran podido imaginar.

Y aunque estos detalles puedan ser totalmente distintos que cuando se trata de una pareja educada en Estados Unidos con sexo, drogas y *rock and roll*, los temas que presentan la mayoría de mis pacientes son similares: grandes expectativas, mala información, aislamiento emocional, sentirse presionados en su actuación, orientación hacia el coito y trivialización de los guiones sexuales individuales.

Por cierto, cuando doy clases en Asia, les hablo de cambiar el significado de Noche de Bodas: de «primer coito» a «inicio de la carrera sexual de la pareja, con caricias y palabras». No es algo fácil de vender en culturas tradicionales orientadas a la procreación, pero al menos lo intento.

Sexualidad «alternativa»

Lo sepamos o no, muchos de nuestros pacientes expresan su sexualidad fuera de las fronteras convencionales. Practican sadomasoquismo, tríos, sexo comercial, salones de *chat*, sexo semipúblico, clubes de intercambios de parejas y fetichismo como guantes (caucho, piel, encaje) o tacones (los suyos o los de otros; besándolos, llevándolos, dejándose pisar por ellos). Y por supuesto, practican actos tabú que apenas pueden considerarse no convencionales: aventuras sexuales y pornografía, por ejemplo.

¿Cómo tratamos estos tipos de expresión sexual? Sin una formación especial, confiamos en lo que ya tenemos, nuestras creencias (¿prejuicios?), nuestras propias experiencias (positivas o negativas), y la vagamente sospechosa, un tanto negativa y en conjunto convencional actitud de nuestra profesión.

Los psicólogos tienen el compromiso de trascender el contenido de las historias y las vidas de los pacientes y concentrarse en la dinámica psicológica y situacional. Pero este compromiso se reduce cuando se trata del mundo del sexo. Aunque no solemos decirles a los pacientes cómo vivir sus vidas, con frecuencia les decimos qué es lo que no tienen que hacer cuando hacen el amor; aunque tampoco les decimos si una visión de la vida es «normal» o no lo es (¡incluso cuando nos lo pregunten!), siempre estamos dispuestos a opinar sobre la normalidad de su vida sexual, muchas veces considerando patológico lo que hacen o desean.

Los médicos han aprendido a hablar a sus pacientes de lo que van a tener que sacrificar en su estilo de vida; por ejemplo, los ortopedistas suelen decir a sus pacientes tenistas que si el tenis les aporta felicidad quizás tendrán que aceptar un poco de dolor de rodilla. Aunque los médicos tienen en cuenta los valores y el estilo de vida de sus pacientes cuando evalúan una intervención, normalmente, se sienten mucho más incómodos en lo que al sexo respecta, sustituyendo la medicina por la moral.

Muchos pacientes viven una vida secreta y de vergüenza, que casi siempre les duele mucho más que sus preferencias sexuales. He visto hombres confesar con lágrimas en los ojos que se masturbaban con los pantis de su mujer, por ejemplo, y a mujeres confesar con angustia que piensan en otra mujer para poder llegar al orgasmo con su novio. Décadas de secretos y de sentimientos de culpabilidad socavan la función y la intimidad sexual. Muchas veces, estas personas pierden el deseo porque, inconscientemente, les resulta más fácil distanciarse de su sufrimiento.

Cuando los pacientes nos piden que les arreglemos su sexualidad, hemos de ir muy, muy despacio. Nuestra meta inicial debería ser comprender su necesidad de guardar secreto y su vergüenza, sin cambiar su expresión sexual. Si surge esto último —y puede que no sea así si sabemos tratar el dolor emocional—, debería ser al final del tratamiento, no al principio.

También hemos de entender que muchos de los aspectos de las relaciones «alternativas» no necesariamente son sobre la dinámica sexual. Cuando personas que hacen intercambio de parejas sin ningún problema discuten sobre si su hijo tendría que ganarse el dinero que le dan o si se lo dan gratis, o sobre cómo tratar con los suegros, o qué hacer con el problema crónico de que uno de los dos siempre llegue tarde, su gusto por el intercambio de parejas probablemente sea un campo del todo ajeno. Las personas que expresan su sexualidad en la bisexualidad, el sado-masoquismo o el juego de roles comparten otros aspectos de sus vidas con las personas más tradicionales. De modo que, cuando tenemos un paciente con actividades sexuales alternativas, no nos apresuremos a hacer que eso sea el centro de la vida del paciente o de nuestro tratamiento. Por difícil que resulte, no dejes que tu propia incomodidad pase factura a esa útil neutralidad que todos los pacientes necesitan.

Cuando esta visión pone a prueba a los profesionales de la salud

Puesto que la mayoría de los profesionales de la salud hemos sido marinados en la misma cultura sexual distorsionada y negativa que nuestros pacientes, deberíamos suponer que todos hemos asimilado alguna versión del limitado sistema de creencias sobre lo que es «normal en el sexo» y la «actuación» que les acecha a ellos. Por lo tanto, si conseguimos que nuestros pacientes se cuestionen su fidelidad a esa forma de pensamiento, inevitablemente nos enfrentaremos a nuestra propia fidelidad a las mismas ideas disfuncionales.

Esto puede ser bastante espectacular.

Puedes ser consciente de tu propio relato de «no ser digno/ser inadecuado». Quizá te des cuenta de que sientes resentimiento o eres muy negativo respecto a la forma en que has aceptado las limitaciones de otros sobre tu propia sexualidad, o te has impuesto limitaciones. Puede que descubras que todavía estás en algún armario sexual o cualquier otra cosa respecto a tu pareja.

Puede que tengas celos de tus pacientes que son capaces de liberarse. Puede que estés resentido contra sus parejas que intentan impedirlo. Puede que te pongan nervioso los impulsos que sientes que creías que habías apartado convenientemente, por no considerarlos prácticos, normales o reales. Y puede que estés apesadumbrado por aquello a lo que has renunciado, vendido demasiado barato o hecho sin darte cuenta.

El lamento es una etapa importante para poder llegar a apreciar en quiénes nos hemos convertido y qué es lo que ahora podemos hacer. Todo el mundo tiene miedo a lamentarse, aunque todos queremos gozar de la serenidad y la energía que se encuentran al otro lado del pesar. «Todos queremos ir el cielo, pero nadie quiere morir...»

Apéndice 2

Masaje de manos: un ejercicio

Decidid quién va a ser *A* y quién va a ser *B*. No importa quién es quién. Esto os llevará sólo cinco minutos. Por favor, hacedlo sin la radio o la televisión encendidas, cuando tengáis un poco de intimidad y sin teléfonos móviles. Utilizad alguna crema de manos, cualquier marca o tipo servirá. Empezad lavándoos y secándoos las manos. Luego los dos os ponéis un poco de crema en las manos, esparcidla para eliminar los grumos.

A toma una de las manos de *B* entre las tuyas. Frota esa mano *por tu propio placer e interés*. Quizá te apetezca revisar las uñas, callosidades o zonas abultadas. Puede que prefieras frotar esa mano vigorosamente o con suavidad, o alternar. *B, no digas ni indiques nada* —ni suspires, hagas muecas o digas palabras de ánimo—, salvo que te duela o te haga cosquillas. En ese caso, por favor dilo, y si es así, *A* debería cambiar lo que esté haciendo.

A, frota o acaricia la mano durante un minuto. Mírala mientras lo haces. Al cabo de un minuto, deja su mano y toma su otra mano. Frota ahora esta mano durante un minuto, *pero esta vez hazlo para el placer y goce de B*. Ahora, *B*, deberás *usar palabras o sonidos* para hacer saber a *A* si te gusta lo que te está haciendo. No le digas a *A* lo que tiene que hacer, sólo responde a lo que hace para que sepa si ha de proseguir o cambiar. *A* responde a la información que le proporciona *B*, aunque siga acariciando o frotando la mano del modo en que se le ocurra. Al cabo de un minuto deja la mano.

Ahora cambio: *B*, toma una de las manos de *A* y frótala a tu gusto. Al cabo de un minuto, toma la otra mano de *A* y frótala con la finalidad de darle placer. Recuerda mirar la mano que estás acariciando.

Después decíos unas palabras sobre algún aspecto de la experiencia. Si los dos queréis tener una conversación más larga, adelante. Al menos, cada uno deberá decir algo que le haya llamado la atención respecto a este tiempo que habéis pasado juntos.